护理基础与技能提高系列用书

现代护理基础与实践

刘培兰　陈忠英　吴端兰　主编

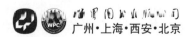

世界图书出版公司

广州·上海·西安·北京

图书在版编目（CIP）数据

现代护理基础与实践 / 刘培兰，陈忠英，吴端兰主编. -- 广州：世界图书出版广东有限公司，2019.12
ISBN 978-7-5192-7149-7

Ⅰ. ①现… Ⅱ. ①刘… ②陈… ③吴… Ⅲ. ①护理学
Ⅳ. ①R47

中国版本图书馆 CIP 数据核字 (2019) 第 299072 号

书　　名	现代护理基础与实践	
	XIANDAI HULI JICHU YU SHIJIAN	
主　　编	刘培兰　陈忠英　吴端兰	
责任编辑	张柏登　魏志华　曹桔方	
责任技编	刘上锦	
出版发行	世界图书出版广东有限公司	
地　　址	广州市新港西路大江冲25号	
邮　　编	510300	
电　　话	020-84451969　84453623　84184023　84459579	
网　　址	http://www.gdst.com.cn	
邮　　箱	wpc_gdst@163.com	
经　　销	各地新华书店	
开　　本	787mm×1092mm　1/16	
印　　刷	广州市迪桦彩印有限公司	
印　　张	14.75	
字　　数	258千字	
版　　次	2019年12月第1版　2019年12月第1次印刷	
国际书号	ISBN 978-7-5192-7149-7	
定　　价	58.00元	

前　言

近年来，我国的社会经济和医学事业迅速发展，护理队伍的整体素质有了较大提高，护理理念也随之不断创新和发展。现代医疗水平的提高，诊疗技术的不断革新，必然带动护理技术的提高，对护理人员的要求也会越来越高。全面、合格的护理人员，不仅需要有专业的医学与护理学基础知识，更需要丰富的临床实践经验。

21 世纪的护理学集医学、社会科学、人文科学及管理科学于一体，在保护人民健康、防治重大疾病、提高人口素质中发挥着重要作用。而护理学基础是护理学专业领域中一门重要的基础课程，主要介绍护理专业及专科护理的基本理论与技能，是护理专业人员必须掌握的一门课程。在各学科相互渗透交叉中，护理专业以独有的专业科学体系和技术特征不断发展。护理管理是医院管理的重要组成部分，如何实施科学、有效的管理，改善护理系统的运行状态，提高运行效益，是护理管理研究的重大课题。

本书在内容安排上共设置七章，其中，前三章是护理管理相关知识，内容包括护理人员管理、护理业务技术管理、护理质量管理；后四章全面系统地阐述了常见疾病的护理基础，主要涉及重症患者的护理、感染性疾病的护理、肿瘤患者的护理、循环系统疾病护理，从临床疾病护理的角度出发，给临床护理人员提供了清晰明了的护理指导，使其能更好地掌握各科疾病的护理知识，提高专业技能，为基础知识与临床实践架起了一座桥梁。

本书以独特的专业理论为基础，以实践总结经验，以新业务、新技术突出专业特色，以发展的观点展望前景，对现代护理基础进行重点阐述。内容上本着立足现在面向未来的宗旨，重点突出"实用"与"新颖"，是一部实用性较强的工具书。

本书的编写得到了许多专家、学者的指导和帮助，在此表示诚挚的谢意。由于笔者水平有限，书中可能存在不足之处，欢迎各位读者批评指正，以便修改，使之更加完善。

目 录

第一章　护理人员管理

第一节　概述

一、人员管理的意义

随着现代医学科学的发展，随着我国卫生制度的改革和医疗保险的实施，如何发挥人的作用已受到高度重视。因为只有抓好人员的管理，才能充分调动每个人的积极性，提高效率，做到人尽其才，才尽其用。

医院在人员管理中，应注意医院服务模式和对各级人员的需求相一致的特点，在人才选用上，逐步提高对各类人员在智力、能力、专业知识和道德等的要求，在服务过程中强调规范效应，提供高质量的医疗服务，满足患者的身心需要，以保证医院工作的正常运转。

医院中护理人员的服务质量直接影响医院的医疗质量，加强对护理人员的管理，使之得到有效地使用、产生良好的工作效果显然是十分重要的。因此，通过培训提高护士的科学知识水平和技能，重视她们的知识结构和能力的提高，保证高质量的护理服务，满足社会需求，是护理管理者最重要的责任。

二、人员管理的内容和管理政策

护理人员管理是指采用某一特定的护理模式执行护理工作时，能提供足够合格的护理人员，使患者得到适当且安全的照顾，并确保护理工作能产生意义及达到令人满意的过程。其内容包括人员编制、分工方式、任用调配、培训教育、考核评价、奖惩晋升等人力资源管理。通过制定不同的岗位职责，优化组合服务群体，运用多种护理服务模式，提供给患者多元的护理服务，达到高质量的护理服务效果。

人员管理政策包括①公休、②假期、③病假、④连续上班的天数、⑤不同班别的轮换、⑥工作人员的互调、⑦人员的培训与教育、⑧人员的要求、⑨护理人员特殊能力的运用、⑩管理上的要求等，均应有明文规定。护理管理者在制定这些管理政策时，要结合医院及护理的理念和目标，让临床护理人员参与，制定出合乎需要的政策。同时，还需要定期审查及更新这些政策，使其能有效且经济地运作。

第二节　护理人员的配备、分工与排班

一、护理人员配备的概念和基本原则

护理人员的配备是对护理人员进行恰当而有效的选择、培训和考评。护理人员配备的基本原则包括以下五个方面：

（一）以满足患者的护理需要为原则

任何管理系统，其人员的配备都以服务目标为基准。人员的数量、类别、技能等要求，都要有利于服务目标的实现，护理的工作目标是为患者提供最佳的整体护理，因此，在护理人员的编配上应结合医院情况和护理工作的科学性、社会性、持续性和女性个体生理特点等，以满足患者对护理服务的需求，进行全面安排。

（二）以优化组合为原则

由于人员配备的目的是以合适的人员去承担组织结构中所规定的各项任务，而护理工作又具有高度的科学性和严密性，因此，在人员编制管理上需要进行人才组织结构优化、配置合理，使不同年龄段、不同个性智能素质特长的护理人员能充分发挥个人潜能，做到优势互补，以最少的投入达到最大的效益，同时也发挥了人力资源的经济效能。

（三）以合理结构为原则

我国医院分级管理标准规定，二、三级医院护理人员占卫生技术人员总数的50%，医师与护理人员之比为1：2，病房床位与病房护理人员之比为1：0.4等基本要求，其目的是保证护士群体的数量，使之能够有效地完成医院各部门的护理任务。

护理人员的结构比例包括分类比例和质量比例。从事行政管理、教学科研、临床护理的人员所占的比例为分类比例，护理人员所具有的不同学历和专业职务所占的比例为质量比例。如普通病房从事基本护理技术操作的以初级职务的青年护理人员比例较大；重症患者科室需要配备较高学历、有临床护理经验、实践能力较强和专科知识扎实的护理人员的比例大一些。现代化医院的发展，要保持目前护理人员高、中、初级的学历、职务和老、中、青梯队的三角形向橄榄形结构的比例发展，以保证护理服务的质量和护理人员对工作的满意度。

（四）以动态调整为原则

在现代社会中，科学技术发展迅速，医疗和护理学科也不断进步，医疗护理技术项目不断增加。同时，在护理管理体制、制度、机构方面不断变革。因此，人员编制必须跟随时代的步伐加以动态调整。护理管理者要有预见能力，重视和落实在编人员的继续教育，在人事工作上发挥对护理人员的筛选、调配、选用、培养的权利，为配合医院的总体发展，提供护理人员编配的决策性建议，发挥管理职能应有的作用。

（五）以责、权、利相一致为原则

要实现护理临床、教学、科研的高质量目标，就要做到使各级人员特别是各级管理者的责、权、利相一致。职责是各级护理人员的工作任务，也是他们的义务，在各自的岗位上必须尽职尽责。权力是给予一定程度的自主性，让他们在所管理的职责范围内有权做出决定，并根据各自完成任务的情况与应该得到的报酬和待遇结合起来，从而充分调动人员的积极性，提高工作效率和质量。

二、护理人员的分工与排班

（一）护理人员的分工

主要有职务分工法和工作任务分工法两种。

1. 职务分工法

职务分工法包括行政管理职务和技术职务分工。行政管理职务包括专职护理副院长，护理部正、副主任（总护士长），科护士长，护士长。技术职务包括正、副主任护师，主管护师，护师，护士，还设护理员。

2. 工作任务分工法

工作任务分工法一般有工作内容和工作方式两种分工。工作内容分工法有病室护士、手术室护士、供应室护士、门诊护士、营养室护士等；工作方式分工是随着医学发展和护理行政管理的变革而出现的不同类型的护理方式，根据不同等级医院的要求和人员条件、经费等因素，采用的护理工作方式亦不完全相同。

（二）护理人员的排班

1. 排班的原则

（1）以患者需要为中心，以达到护理服务目标为准则，并遵循护理工作24h 不间断的特性，合理安排人力衔接。

（2）能力和人力安排合理。根据需要每班安排有能力的和足够的护理人员。

（3）发挥每个人的积极性，用最少的人力完成最多的工作。应当避免护理人员不足而造成超负荷工作，但更要防止任务少而工作人员太多，造成松散、工作效率不高等弊端。

（4）公平原则。对所有的护理人员一视同仁，维持公平原则，特别是例假日休息的安排。

（5）合理排班。激励护理人员的专业技能发挥和使护理人员对工作时数感到满意，并使护理人员了解患者对护理所需的排班机动性。

（6）照顾需要。在考虑患者需要的同时，尽可能照顾到护理人员的特殊需要。

（7）护理质量与人员搭配。应依不同患者的护理需要和人力情况，选择适宜的护理方式。既保证护理质量，又能使不同层次的护理人员适当搭配，也利于传、帮、带。

2. 排班的类型

依排班权力的不同可分为三种：

（1）集权式排班法。排班者个人决定排班方案，其优点是管理者掌握着全部护理人力，可根据单位的需要灵活地配备合适的人员。但照顾人员个别需要不够，会降低满意度。

（2）分权式排班法。排班者广泛征求护理人员的意见，此为目前最常见的排班方式。优点是管理者能够充分了解人力需求状况，有效地进行安排。

（3）自我排班法。由护理人员自我排班，以激励工作人员的自主性及提高其满意度。在采用自我排班法前应先拟定排班原则，排班方案经过集体讨论通过，试行后不断修改完善排班原则。

自我排班的优点：①护理人员的自主性增高。②护士长节省排班时间。③工作人员的调班减少。④促进护理队员与护士长的关系。⑤促进团体的凝聚力。

3. 影响排班的因素

（1）医院政策。排班与人力编制有密切关系。尽管原卫生部在医院分级管理文件中规定了各级人员编制的比例，但许多医院的人力配置政策，没有按护理工作量和患者对护理的需要考虑护理人员的编制人数。如有的医院为缩减开支以赢利为主，轻视护理工作，可能压缩护理人员的数量，有的医院重视专科分工，以新技术、新业务的开展程度，以及医院特色来安排人员。

（2）护理分工方式。不同的护理分工方式，其人力需求与安排方法不同。个案护理、责任制护理、整体护理需多用人，功能制护理则节省人力。

（3）护理人员的素质。护理人员的教育程度、工作能力、临床工作经验、心理生理状况及家庭状况等因素均会影响工作绩效和工作压力的承受度。这些因素均是在排班时必须考虑的因素。

（4）护理单元的特殊需求。在医院监护病房、手术室、门诊部及病房等不同的护理单元，各有其工作的特殊性，在排班的方法或人员编制的要求方面，有其差异性。

（5）工作时段的特点。每日 24h 的护理工作量，以白班工作负荷最重，小夜班、大夜班的工作负荷依次减轻，在人员安排上也是依次减少；周六、日的护理工作量也比周一至周五的少，如有危重抢救患者，所需的护理时数增加，在排班时要考虑在内。

（6）排班方法。不同的排班方法在人力运作方面也有差异，如周班制、每日两班制、每日三班制或轮班制。

4. 排班的方法

病房护士长各自有排班的经验。各医院因机构、政策、人员配备、工作目标和管理方式不同而排班的方法不同，主要的排班方法：

（1）周期性排班法。将 24h 内预定的各科班次上班时间做出规定，然后将各种班固定轮回，根据单位人力配置情况决定轮回周期为多长时间。此排班的优点：①达到有效的人力需求，提供连续性的患者照顾。②工作人员熟悉排班规律和休假时间，既能加强工作的默契配合，又便于个人安排。③减少排班时间，人员获得公平而预知的休假时间。④上班人力固定，班次与时间变化少。

（2）每日三班制排班法。按照日班、小夜班、大夜班安排，每班 8h，当人员多时可增加白班力量。

（3）每日两班制排班法。按照日班、夜班安排，每班 8h。

第三节　人力资源的管理

一、护理人才的培训

（一）医院护理人才的识别

人才从广义上解释为凡具有一定专业知识和技能、有一定能力和专长的人。护理是一门专业性很强的科学，护理人才则是指具有护理专业科学知识技能的人，包括各层次护理技术职务的人。人才有显人才和潜人才之分。显人才，是指事业上取得成就，其创造性得到社会公认并在继续发展的人才；潜人才，是指尚未得到社会公认而正在继续努力工作，或正在做出成绩有发展前途的人才。医院护理人才的管理主要是调动广大护理人员的积极性和创造性，并最大限度地发挥护理集体的群体效应。识别人才并非简单的过程，所谓"千里马常有，而伯乐不常有"，就是这个意思。识别人才主要靠在实践中发现人才，而人才的发现是人才培养、选拔和使用的前提。护理人才可以从两方面来识别：一是对本专业范围内的医学护理专业知识的广度和深度，以及运用知识的能力和专业技能的要求；二是在本专业以外的有关知识如人文学、社会学等和个人的心理、伦理、道德、修养、体质与年龄。

作为领导者或护理管理者要有求才之心，善于把握人才的本质特征，只有了解护理人才的特点，才能发现和识别人才。护理人才一般具有三大特点：

1. 自信信念

工作主动，积极进取，充满自信。对服务对象充满同情与爱心，对护理工作具有很高的社会价值观。随时提供主动服务，用现代护理观作指导，向患者提供高质量的整体护理。

2. 艰辛信念

为提高服务效果，能灵活运用专业知识，把握护理工作规律，认真勤恳、任劳任怨、一丝不苟地付出很大的脑力和体力劳动，以及奉献精神。

3. 独创信念

根据患者的不同需求，摸索不同的护理服务模式和方法，提供多元化护理服务，随时转变和延伸护理角色，进行思维判断，形成独创的见解，有利于患者的诊治和康复效果。例如，护理人员对不同文化背景的患者（不同民族、不同宗教、信仰等），能针对其生理、心理、社会的需要，做好咨询者和协调者的角色，帮助解决患者的问题。

一个人的学历和资历对成才起着重要作用，要重视培养和鼓励自学成才，在实践中考察其分析问题和解决问题的能力，这是管理者识才的根本。

（二）医院护理人才成长过程的特点

护理人才的成长和其他医学人才的成长相同，具有以下特点：

1. 实践性

实践是护理人才成长的重要基础。刚从学校毕业的护理人员，所接受的学校教育只是一些医学、护理学方面的理论基础知识和短期的临床实践，仍需通过反复实践、刻苦学习，达到熟练掌握护理基本技能、护理专科技能、抢救方法等，以提高发现问题、解决问题的能力，才能针对不同患者的需要，提供生理、心理、社会等方面的护理服务。

2. 晚熟性

护理学是一门实践性、学术性很强的科学，需要掌握医学基础知识、护理学基础与技能知识，以及人文、社会学等相关学科知识，同时还需经过较长时间的实践，将经验升华，发展成熟。因此，护理人才成长年龄大都相对后移，管理者不要急于求成，要注意通过考核及早选拔培养，使之尽早成才。

3. 群体性

护理人才的成长，除了个人的努力也离不开群体环境，需要领导的支持和有关人员的帮助。医院护理人员向患者提供的服务模式、服务内容和服务质量，都需要护理群体的共同努力，因此，管理者应实施护理分期、按需培养，包括护理管理人才系统、护理科技人才系统要综合考虑，提高护理群体的素质。

（三）医院护理人才培养教育的内容

1. 职业道德教育

包括现代护理学的特征、护士素质和行为规范、护理道德、社会责任、护理伦理等护理人员应遵循的基本道德教育。

2. 基础理论、基本知识、基本技能的教育

这属于护士的基本功训练，也是专科护理的基础，是护理人才成长的重要阶段，为进一步发展和深造奠定基础。

3. 专科护理理论及技术操作教育

在具有扎实的基本功基础上，对护理人才进行专科定向培养，使其掌握护理专科理论知识和专科技能，以适应现代医院发展所拓展的新业务、新技术。

4. 管理、教学、科研能力的培养教育

对思想作风好、专业基础扎实、心理素质好、身体健康的护理人员重点培养，使其掌握现代护理管理、教学和科研方面的知识与技能，能承担临床护理、教学和科研工作，成为其学科带头人。

5. 外语能力的培训

对护理人员进行外语培训，提高护理人员的外语应用能力，有利于国际交往、学术交流、国外资料的引用等。

（四）医院护理人才培养教育的要求

1. 岗前教育

新毕业护士上岗前培训的目的是预防紧张心理，加快熟悉环境和工作。主要训练内容包括医院和护理部的理念、目标和组织机构、规章制度、考勤纪律、环境介绍、基本技能要求。

2. 在职教育

（1）毕业后1～2年的护士。完成有计划轮转培训，目的是巩固在校所学的基础知识。培训内容应以基本功训练为主，要求能熟练掌握护理学基础技能和疾病护理常规及各项规章制度。

（2）毕业后3～5年的护士。培养要求应为加强专科理论和专科技能，逐步掌握对重、危、急患者的抢救和处理问题的能力，针对专科患者的心理特点，

掌握与患者沟通的技巧，实施整体护理；指导护士临床实习，进行个案护理；配合科研工作，撰写护理文章。

（3）护师培养。除了达到高年资护士的专业要求外，应能开展护理新技术、使用新设备，以及掌握护理理论、急救护理的知识，能以护理程序的工作方式为患者服务。本科毕业的护士，经过1～2年的轮转科室后，应具备护师的要求，并根据其个人特长专科对口定向培养，逐步成为熟悉教学科研和精通专科护理的高级人才。

（4）主管护师以上人员。对中级职称以上的护理人员进行继续教育，不断增新、补充、拓展和提高新的知识和技能，完善知识结构，有利于发挥创造能力，成为临床护理的中坚力量。同时，获得护理教学和科研能力的锻炼，以授予学分形式，激励他们建立新的护理观念和研究护理理论自成体系，促进护理学科的发展。

（五）医院护理人才培养教育方法

1. 医院科室轮转

护理部制订计划，对护理人员进行分期分批在内科、外科、妇科、儿科等主要科室轮转。通过实践扩大业务知识面，掌握各专科的技能。

2. 个人自学

护理带教者指定内容，明确要求，示范辅导，通过个人自学达到学习目标。

3. 工作实践培养

通过床边教学、护理查房、各种业务活动、病例讨论等方法，从实践工作中培养，掌握用护理程序工作的方法和提高实际工作的能力。

4. 学术讲座、读书报告会

通过学术讲座和读书报告会，了解护理新业务发展和新理论内容，并交流个人心得，达到护理群体素质的提高。

5. 各种培训班

针对某一专题，开展集理论、操作于一体的各种短期培训班，如急救护理、整体护理、护士长管理学习班。还可根据医院任务的需求，参加半脱产或业余的学习班，提高外语水平，开展国际交往等工作。

6. 进修教育

包括国内外进修或参观、学术交流等，是中高级护理人员继续教育的方法之一。

7. 学历教育

医院对护理人才应有计划地培养，让其通过成人高考、参加高等院校的学习或自学考试等，以获得大专或本科学历。另外，允许本科护师攻读研究生，以培养临床护理专家，提高医院护理的地位。

对护理人才的培养教育途径和方法很多，管理者应组织不同类别的护理人员接受教育。

二、动态管理与考核

（一）动态管理的意义

人员配备从开始起就意味着不会是静止不动的，因此，要求对人才进行动态管理。动态管理有利于解决人才老化的问题，更新人才。随着时间的流逝，人员有一个自然减员的问题。护理队伍要求保持年龄结构合理，要有一定数量的中老年护士，作为科学技术的带头人，动态管理有利于保持护理队伍的合理结构，有利于护理管理目标的实现。

（二）护理人员的考核

要做到人才合理使用，实行动态管理，保持护理队伍质量的稳定，并力求不断更新知识，其有效措施是考核。在考核过程中应遵循考核的原则，其主要的考核原则包括：①全面；②公平；③标准化；④以工作实绩为主；⑤考核经常化；⑥考核后，反馈调整。

对医院护理人员的考核方法可采用：①自我鉴定法；②考试考查法；③工作和职务标准法；④同行评议法；⑤臆断考核法；⑥评分法；⑦目标定量考核法。

第二章　护理业务技术管理

第一节　概述

护理业务技术管理是医院管理的重要组成部分，也是护理管理的核心和衡量医院护理管理的重要标志。在现代护理管理以患者为中心、以护理人员为主要对象的管理中，护理业务技术管理水平的高低直接影响着护理服务的效率和效果。

一、护理业务技术管理的重要性

（一）护理业务技术管理是提高护理质量的根本保证

护理业务技术管理能发挥人的智力和设备的最大效能。在医院工作中，护理工作占有重要地位，护士在医院卫生技术人员中占50%。护理工作既有与医生及其他医务人员进行合作的一面，又有独立进行护理服务的一面，而且以后者为主。护理工作的完成，离不开知识的应用和技术操作。从门诊到病房，护理工作有其共同的特点，也有不同专科的护理操作技术。只有加强护士的"三基"（即基本理论、基本知识、基本技能）培训，提高专科业务技术水平，使各科的业务技术合格，才能保证全院的医疗护理质量。在抢救危重患者的过程中，"时间就是生命"，先进的医疗护理技术本身的作用固然重要。而强有力的业务技术管理使各项技术操作标准化、规范化，这样使得每个人的技术得以充分发挥，患者才能得到及时、准确而有效的服务。还有，现代医疗仪器设备越来越精密，只有加强管理才能保证性能，减少损耗，发挥其最大的效能，确保医疗护理的质量。

（二）护理业务技术管理是医学科学管理发展的需要

随着医学科学的发展，高新医疗仪器设备应用于临床，各项新检查、新手术的开展，以及许多先进医疗技术的不断引进，对护理技术协作的要求越来越高。而许多医学基础学科，如免疫学、遗传学、生物工程学、预防医学、行为医学等为一些疾病的病因诊断和治疗提供了新方法，从而对护理专业提出了新的挑战。只有加强护理业务技术管理，才能保证护理人员在跨学科多部门的合作中准确无误和协调一致。

（三）护理业务技术管理是培养合格护理人才的重要保证

护理学是一门综合性的应用学科，作为培养护理人才的护理教育离不开临床实践。医院是护理实践的重要场所，医院护理业务技术管理的好坏，直接影响护理人员的业务素质和技术水平的高低。

二、护理服务模式

随着医学模式的转变和护理专业的发展，护理服务模式也发生了不少变化，先后出现了个案护理、功能制护理、小组护理、责任制护理、整体护理等模式。目前正在推行的是以患者为中心及以人的健康为中心的整体护理服务模式。

（一）个案护理

个案护理是护理服务中最古老的模式，是指护士对单个患者从入院到出院实施一对一的病情观察及护理。这种模式大多应用于危重患者的护理和护理教学。待患者病情稳定后，则用其他服务方式来代替，患者仍然得不到连续的专人护理。它的优点：对接受个案护理的患者来说，他有可能得到整体护理，护理人员也有一定的主动性，专业知识能得到充分发挥，但是这种模式的普及需较多的人力和物力，且要求护士有较高的整体素质，才能保证护理服务的质量。

（二）功能制护理

功能制护理是以护理人员的基本业务分工为基础，以单纯完成医嘱和生活护理为目标，病房护士长分配几名护士分别负责治疗及生活护理等，分别对患者实施"横向护理"。其优点是节省人力，能完成必要的治疗工作，单纯业务多次重复，有利于提高技术和效率。其缺点是护士对患者缺乏主动性和身心护理的整体性，被动机械地执行医嘱，临床工作简单化；护士的专业知识难以发挥，各级护理人员的工作内容无法区别，护士只完成各自的工作任务，患者护理缺乏连续性、计划性、系统性。

（三）小组护理

把护理人员分成若干小组，分别由每小组护士负责一组患者的工作方式。小组内设组长，负责组织和协调小组成员的工作，制订护理计划并分配患者。这样，对于护士来讲，缩小了接触患者的范围，但大多数小组护理实际上是缩小了的功能制护理，仍然没有明确哪位护士负责患者的全面的整体护理。

（四）责任制护理

责任制护理是 20 世纪 60 年代在美国首先采用和推广的，20 世纪 80 年代初应用于我国。责任制护理是在生物—心理—社会这一新的医学模式主导下随着整体护理思想的产生而产生的，其特点是患者从入院到出院，即由护士长指定一名责任护士，担任该患者的全部护理。它要求责任护士 8h 在班，24h 负责患者护理，以护理程序为手段，对该患者的身心及社会家庭背景等做出全面了解评估，给出恰当的护理诊断及制订护理计划，在她下班以后由其他护士按其计划继续进行各项护理，并在交班时将患者在阶段内发生的病情变化及护理效果详细与责任护士反馈，以便评价护理效果。责任制护理一改过去护士被动为患者服务为护士主动为患者服务；护士从被动执行医嘱、仅仅是医生的助手变为共同担负着帮助患者恢复健康的合作伙伴；护理管理制度与措施由从护理人员出发、强调整齐划一变为从患者出发、强调患者的个体差异性。护理质量的好与差的标准，不再单纯是技术操作的熟练程度。护理程序的应用和护理过程体现了护士与患者的共同参与，融洽了护患关系。但是，责任制护理强调患者的护理由一名责任护士负责，8h 上班，24h 负责，实际上是难以做到的。另外，责任制护理是提出按护理程序进行工作，但未能从管理上落实护士的职责、质量评估、健康教育等，责任制护理只流于形式而忽视了对患者的整体护理。

（五）整体护理模式

整体护理是以患者为中心，以现代护理观为指导，以护理程序为框架的护理模式，包括护理宗旨、护士职责与行为评价、患者入院及住院评估、标准护理计划及教育计划、护理质量保证等。整体护理强调以"人"为中心，变"封闭式"护理为"开放式"护理，强调人与环境的相互影响。

整体护理模式的特点：

（1）护理人员有共同明确的现代护理观、护理哲理，确定了护理人员行为的价值取向和专业信念，有利于职业道德建设和专业形象的培养。

（2）以护理程序为核心，做到环环相扣、协调一致，保证了护理理论的建设与完善，提高了护理质量。

（3）体现了护理人员独立为患者负责所应有的职责和组织结构，也体现了各级护理管理人员的有效护理管理。

（4）为高学历、高职称的护理人才提供了施展才能的机会，有利于各层次护理人员的职能发挥。

（5）有利于护理教育的整体改革和推动护理科研的发展。

第二节　护理业务技术管理内容

一、护理管理制度

护理管理制度是管理工作中的一项重要内容。护理管理制度是长期护理工作实践经验的总结，是护理工作客观规律的反映，是处理各项工作的标准，是保护服务对象接受安全、有效护理服务的重要保障，也是减少和防止差错事故发生的重要措施。

护理工作是医院工作的重要组成部分，其特点是工作细致、复杂，涉及面广，具有严格的时间性、连续性、衔接性和群众合作性。要做到24h进行不间断治疗、病情观察等护理服务，满足患者的需求，使各级护理人员有章可循，执行科学的护理规章制度，建立正常的工作秩序，改善服务态度，保证医院工作的惯性运行，达到工作规范化、管理制度化、操作常规化，确保患者的安全，不断提高护理质量和工作效率。

（一）护理管理制度的分类

护理管理制度分为岗位责任制、一般护理管理制度及有关护理业务部门的工作制度。

1. 岗位责任制

岗位责任制是护理管理制度中的重要制度之一，它明确了各级护理人员的岗位职责和工作任务。其目的是人人有专责，事事有人管，把护理工作任务和职责落实到每个岗位和每一个人，使工作忙而不乱，既有分工又有合作，既有利于提高工作效率和服务质量，又有利于各项护理工作的顺利开展。

护理工作按照个人的行政职务或业务技术职称，制定不同的岗位职责。主要包括护理副院长职责、护理部主任（总护士长）职责、科护士长职责、护士长职责、副护士长职责及主任护师和副主任护师职责、主管护师职责、护师职责、护士职责、护理员职责等。

2. 一般护理管理制度

这是指护理行政管理部门与各科室护理人员需共同贯彻执行的有关制度。医院可根据本院不同的等级及工作需要制定护理管理制度。它主要包括患者出入院制度、值班交接班制度、查对制度、执行医嘱制度、消毒隔离制度、差错事故管理制度、患者和探陪人员制度、护士长夜班总值班制度、护理部护士长管理登记制度、月报表制度、会议制度、饮食管理制度、护理业务查房制度、护理教学查房制度、物品药品器材管理制度、医疗文件管理制度、分级护理制度等。

3. 护理业务部门的工作制度

这指该部门各级护理人员需共同遵守和执行的有关工作制度，主要包括病房管理制度、门诊工作制度、急诊室工作制度、手术室工作制度、分娩室工作制度、新生儿室工作制度、供应室工作制度、治疗室工作制度、换药室工作制度、烧伤病房工作制度、监护室工作制度及患者安全管理制度。

（二）护理管理制度的制定原则

1. 明确目的和要求

建立任何护理管理制度，首先应该围绕以患者为中心的指导思想，以从患者的利益出发为原则，通过细致的调查研究，特别是对新开展的业务技术项目，要了解该项工作的全过程和终末质量标准、本职岗位人员应具备的条件和职责，综合考虑，制定出切实可行的制度。

2. 文字精练、条理清楚

护理制度种类繁多，而各项制度均需各级人员掌握、遵照执行。为了易于记忆、理解、掌握，文字力求简短、条例化，但要求内容完善、职责分明。

3. 共同制定、不断修订

护理管理制度是长期护理工作实践的经验总结，制定一项新的制度应该是管理者和执行者共同参与，反复思考讨论，拟定出草案，试用后请有关护理专家或有实践经验的人进一步修订，护理部认可后提交医院审批执行。

（三）护理管理制度实施的要求

（1）加强思想品德教育，提高执行各项规章制度的自觉性。

（2）加强护理人员的基本知识、基本理论、基本技术训练，掌握护理学科及相关学科的新进展。

（3）保证必要的人力、物力等资源的提供，创造有利于患者治疗、康复的环境，以保证护理制度的贯彻落实。

（4）发挥行政管理者的检查、监督职能和护理人员的相互监督作用。

二、基础护理管理

（一）基础护理的概念

基础护理是临床护理必不可少的重要组成部分，是护理专业人员所需的基本理论、基本知识和操作技术，也是发展专科护理的基础和提高护理质量的重要保证。基础护理的质量是医院等级评审的内容之一，是衡量医院管理和护理质量的重要标志之一。

（二）基础护理管理的内容

1. 一般护理技术管理

一般技术管理包括患者出、入院处置；患者的清洁与卫生护理；体温、脉搏、呼吸、血压的测量；各种注射的穿刺技术；无菌技术；消毒隔离技术；洗胃法；灌肠法；导尿术；各种标本采集；口服、吸入给药法；护理文件书写等管理。

2. 常用抢救技术管理

常用抢救技术管理主要包括给氧、吸痰、输血、洗胃、止血包扎法、骨折固定、心电监护、心内注射、胸外心脏按压、人工呼吸机的使用等管理。

（三）基础护理管理的主要措施

（1）加强职业道德教育，树立以患者为中心的整体护理专业思想，强化护理人员重视基础护理的意识。基础护理是护理服务中最基本的内容。基础护理质量的好坏，直接影响着护理质量以及整个医院医疗质量的水平。要克服护理人员不愿做基础护理的思想，消除基础护理可有可无、对疾病的转归和医疗的提高无足轻重的认识。

（2）以护理部为主成立基础护理管理小组，负责科学地制定和修改各项基础护理操作常规，制定出技术操作流程、质量要求和终末质量标准，结合临床实践和新经验的推广修改各项标准，同时制定训练计划和考核措施。

（3）定期开展基础护理的基本理论、基本知识和基本技术操作的训练。护理人员在临床实践中，除了注意提高基础护理操作技能外，护理部应准备进行基础技术操作的示教室和操练室，经常向在职护理人员及进修实习人员开放，集中指导以录像或亲自示范的方式向各级护理人员展示规范、科学、标准的技术操作。训练步骤可先易后难，由浅入深，先以病房护士长为骨干全面展开，有要点讲解和难点指导，使人人达标、个个过关，坚持不懈地搞好基础护理这项工作。

（4）经常督促检查，严格要求。基础护理是护理人员日常工作的一部分，应当以认真负责的科学态度自觉地在临床实践中坚持规范化、标准化操作。各级护理管理人员要经常深入临床第一线，检查督促各项基础护理按要求执行，且定期组织护士长进行基础护理质量检查，及时发现问题并采取措施。要克服形式主义、在检查中做表面现象、没有上级来检查就松劲儿的情绪。做到月月有检查登记，有信息反馈，奖惩兑现，促进各项基础护理工作的落实。

三、专科护理管理

（一）专科护理的概念

专科护理是根据不同专科医疗护理的需要而进行的护理工作。由于各专科的疾病不同，检查治疗方法各异，患者对护理的需求也不一样。专科护理是在基础护理的基础上，结合专科疾病的特点而形成的特定护理工作。近年来，由于医学的发展，专科分化越来越细，专科护理也相应地向纵深发展，如除了传统的内科、外科、妇科、儿科等科外，内科又分为呼吸、心血管、血液、消化、内分泌、肾病、神经、血液透析、腹膜透析及冠心病监护等专科护理。

（二）专科护理管理的主要措施

（1）护士长应组织开展专科护理知识的学习，让专科护理人员充分熟悉专科疾病的主要诊断和治疗方法，掌握专科护理的常规内容和理论依据及专科护理的业务特点。

（2）护理部应组织科护士长、护士长，以及专科护理人员，结合专科护理的经验，反复酝酿，制定好该专科各疾病的护理常规，要求内容合理、科学，切实可行，并根据专科医疗和护理技术的更新，不断修订和充实护理常规。

（3）搞好专科病房的医护协作。许多专科的检查、治疗和护理是由医护协作而完成的，如心导管检查、内镜检查。特别是手术过程中要求手术医师、麻醉医师、洗手护士、巡回护士密切配合，缺一不可。护士长应经常参与医生查房，护理人员应经常参加有关专科医疗，护理新进展、新技术、新业务介绍的学习。另外，应鼓励护理人员参与专科科研活动，达到良好的医护合作，以利于提高专科医疗、护理的质量。

（4）护理管理者应组织专科技术训练，学习新仪器的使用和抢救技术操作，以利于患者得到及时、准确的治疗和护理。建立专科护理技术检查、考核制度。

（5）加强专科精密、贵重仪器的保养，应有专人负责、定点存放、定时检查和维修，如除颤器、监护仪、人工呼吸器等，建立必要的规章制度。护理人员要了解仪器的性能、使用方法、操作规程和注意事项，使设备保持良好的性能，以备应急使用。

（6）贯彻落实以患者为中心的思想。专科患者的疾病特点与发病规律有其共同特点，护士应根据患者的具体情况，开展宣传教育和自我保健指导，以利于患者早日康复，预防并发症的发生。

四、新业务、新技术护理管理

（一）新业务、新技术的概念

新业务、新技术是医学科学领域各学科发展的重要标志之一，是指应用于临床的一系列新的检查、诊断措施、治疗和护理新方法，以及新的医疗护理仪器设备的临床应用等。护理工作如何紧密适应各相关学科的发展，加强护理新理论、新知识、新技术研究管理，是提高医疗质量的重要环节。

（二）新业务、新技术的管理措施

（1）新业务、新技术应当以患者为中心，从患者利益出发，有利于患者的治疗和康复，而不是单纯的方便医务人员，提高工作效率。

（2）护理部应成立护理新业务、新技术管理小组，由护理部主任负责，开展新业务、新技术较多的病室，护士长、护士均应参加。

（3）建立新业务、新技术资料情报档案。对于新业务、新技术的开展，应根据具体要求和质量标准，制定出科学的操作规程和规章制度，严格遵照执行，保证新业务、新技术的顺利开展。

（4）护理部应组织护理人员参加护理新业务、新技术的学习，并鼓励各级护理人员参加与护理有关的新业务、新技术的学习讲座，掌握新技术应用的理论基础。

（5）在院内护理新业务的开展、新技术的应用之前，应经护理部管理小组和院内外专家鉴定通过，方可推广。

（6）做好新业务、新技术应用的效果评价。效果评价中除了有理论作为支持依据外，还应有科学数据说明，做好成果报告。

五、护理信息管理

信息无处不在，信息同每个护理人员都有密切关系，护理系统内外的人际交流在很大程度上是信息的交流，护理人员的行为也受到信息的影响。护理管理者离不开与护士、医师、其他技术人员、患者、家属等进行交往，了解护理工作状态、患者的满意度、护理质量的高低、护理科研的进展等。因此，护理管理离不开对护理信息的管理。

（一）信息的一般概念和特点

1. 信息的定义

目前，关于信息尚无统一的定义。信息泛指情报、消息、指令、数据、信号等有关周围环境的知识，通常用声音、图像、文字、数据等方式传递。信息是由事物的差异和传递构成的。信息源于物质及其运动，具有物质的属性，但它并不是物质，信息是现代社会一种极其重要的资源。从广义上说，信息也是一种能量，它可以影响事物的变化，对人类社会产生巨大的创造力。一个系统的组织程度越高，它的信息量就越大。

2. 护理信息的特点

医院护理信息除具有一般信息所具有的可识别性、可传递性、可储存性、可浓缩性、可替代性、可分享性、可扩充性等特点外，还有其本身的特点：①信息量大而复杂。护理信息种类繁多，包括数据信息、图像信息、声音信息、有形无形信息等。有护理系统内部信息，如工作信息、患者病情信息、护理技术信息等；有护理系统外部信息，如医生要求护士共同治疗患者、医院各医技部门、科室要求护理配合和参与等信息。这些信息往往互相交错、互相影响。②部分信息必须及时获取，准确判断，做出迅速反应。医院护理信息的收集需要许多部门和人员的配合，加之护理人员的分布广泛，给信息的收集和传递造成一定的困难。护理信息中一部分可以用客观数据表达，如患者出入院人数、护理人员出勤率、患者血压、脉搏的变化、患者的平均住院日等；而一部分则是来自主观的反映，如病情观察时患者神志、意识的变化，心理状态信息直读性差，需要护理人员准确的观察、敏锐的判断和综合分析的能力。否则，在患者病情危重时，病情突变危及生命时，信息判断、处理失误，会造成不可挽回的损失。

另外，护理信息主要是与人的健康和疾病有关的信息，由于健康和疾病处于动态变化状态之中，护理信息因而具有流动性和连续性。

（二）护理信息的分类及其来源

护理信息可分为护理业务信息和护理管理信息。护理业务信息是大量而复杂的，相互之间有着密切联系。它包括院内和院外两部分。院内信息主要有护理业务活动信息及护理科学技术信息，院外部分有国内护理情报信息和国外情报信息。护理管理信息主要包括对人、对工作管理的信息，如人员编制、工作计划和总结、培训计划、考核标准、规章制度等。

（三）护理信息管理的工作内容

1. 护理信息的收集

护理信息的收集是护理信息管理的基础。护理部作为医院信息管理的执行单位，有必要全方位了解全院护理信息工作的动态。护理信息的收集可以从院内采集，如各病室单元护理工作日报表、手术预定单、护理人员排班表、护理人员出勤表、危重患者情况报告、护士交班报告等，还可以从院内医务科、统计室、病案室等了解患者出院动态、门诊患者总数等。另外，护理信息可以从院外收集，如国内各种护理学情报杂志、专业书刊、各种学术交流会议、参观访问学习和国外情报信息等。采用口头询问、书面记录、电脑输入等收集信息。

2. 护理信息的处理

在收集护理信息的基础上，通过对信息的处理来实现对信息的管理。初步收集的护理信息，往往是项目繁多、零散、复杂，难以从这些信息中总结规律，发现问题，做出判断，也难以给管理者、决策者提供有效的参考信息。护理信息的处理常常是借助于人工或计算机对原始信息进行加工、整理、分析、归纳、概括、提炼和浓缩。做到对信息的去粗取精、去伪存真，从而有利于信息的传递、储存和利用。

（四）护理信息管理的主要措施

（1）护理部应组织护理人员学习护理信息管理的有关知识和护理信息管理制度，加强对护理信息管理重要性的认识，自觉地参与护理信息管理。

（2）护理部应健全垂直护理信息管理体系，做到分级管理，实行护士—护士长—科护士长—护理部主任负责制。保证信息的完整和真实，减少信息传递中不必要的环节，保证信息传递渠道的畅通，逐级上报，并建立切实可行的护理信息管理制度。

（3）加强护理人员的专业知识、新业务、新技术的学习。在有条件的医院组织护理人员进行计算机应用的培训，提高他们对信息的收集、分析、判断和紧急处理的能力。如工作中遇到一个有心跳骤停可能的危重患者，护士一旦发现与心跳骤停有关的信息，应准确识别，马上汇报医生，迅速做出处理，不得有任何延误。另外，像颅脑严重外伤的患者，往往病情变化很快，护士应对任何病情信息的变化有预测能力。

（4）各级护理管理人员应及时传递、反馈信息，经常检查和督促信息管理工作。对违反信息管理制度如漏报或迟报信息而影响患者抢救，造成工作紊乱或经济损失者，应追究责任，做好思想教育。

第三章　护理质量管理

第一节　概述

一、护理质量管理的概念

（一）质量概念

质量通常有两种含义，一是指物体的物理质量，二是指产品、工作或服务的优劣程度。现在讲的护理质量用的是后者。从后者的定义可以看出，质量不仅指产品的质量，也包括服务质量。服务包括技术性服务，也包括社会性服务。在医疗护理服务中，既有技术服务质量，也有社会服务质量。质量概念产生于人们的社会生产或社会服务中，质量具有以下特性：

1. 可比较性

可比较性是指质量具有分析比较和区别鉴定的特性。同一服务项目有的深受用户满意，有的导致用户意见很大。同一规格、型号的产品有的加工精细，有的粗糙，有的使用寿命长，有的寿命短，这种差别是比较的结果。人们可运用比较与鉴别的方法来选择质量好的产品和服务。因而，人们对产品或服务质量预定的标准，便于他们进行对比、鉴定。有的产品或服务可以进行定量分析，有的产品或服务只能进行定性分析，我们由此分别称之为计量和计数质量管理。在医院管理中，对生化的质量控制、药品质量控制是计量质量管理，而更多的是定性分析和计数判定的质量管理。

2. 客观规定性

质量有它自身的形成规律，人们是不能强加其上的。客观标准必须符合客观实际，离开客观实际需要的质量标准是无用的。质量受客观因素制约，在经济和技术发达的国家或地区所生产的产品及所提供的服务质量要比经济技术不发达的国家或地区好。同一经济技术水平的行业和部门人员素质高，管理科学严格，其产品质量或服务质量较好，相反就差。由此可见质量的客观规定性。

（二）护理质量管理

质量管理是对确定和达到质量所必需的全部职能和活动的管理。其中包括质量方针的制定，所有产品、服务方面的质量保证和质量控制的组织和实施。

所谓护理质量，是指护理工作为患者提供护理技术和生活服务效果的程度，即护理效果的好坏反映护理质量的优劣。护理质量是护理工作"本性"的集中体现。护理质量反映在护理服务的作用和效果方面。它是通过护理服务的计划和实施过程中的作用、效果的取得经信息反馈形成的，是衡量护理人员素质、护理领导管理水平、护理业务技术水平和工作效果的重要标志。有关专家认为，医院护理质量包括以下五个方面：①是否树立了护理观念，即从患者整体需要去认识患者的健康问题，独立主动地组织护理活动，满足患者的需要。②患者是否达到了接受检诊、治疗、手术和自我康复的最佳状态。③护理诊断是否全面、准确，是否随时监护病情变化及心理状态的波动和变化。④能否及时、全面、正确地完成护理程序、基础护理和专科护理，且形成了完整的护理文件。⑤护理工作能否在诊断、治疗、手术、生活服务、环境管理及卫生管理方面发挥协同作用。

护理质量管理按工作所处的阶段不同，可分为基础质量管理、环节质量管理和终末质量管理。

1. 基础质量管理

基础质量管理包括人员、医疗护理技术、物质、仪器设备、时间的管理。

（1）人员。人员素质及行为表现是影响医疗护理质量的决定因素。人员的思想状况、行为表现、业务水平等都会对基础医疗质量产生重要影响，而医务人员的业务水平和服务质量则起着至关重要的作用。

（2）医疗护理技术。包括医学和护理学理论、医学和护理学实践经验、操作方法和技巧。医、护、技、生物医学和后勤支持系统等高度分工和密切协作，各部门既要自成技术体系，又要互相支持配合，才能保障高水平的医疗护理质量。

（3）物质。医院所需物质包括药品、医疗器械、消毒物品、试剂、消耗材料及生活物质等。

（4）仪器设备。现代医院的仪器设备对提高医疗护理质量起着重要作用。包括直接影响质量的诊断检测仪器、治疗仪器、现代化的操作工具、监护设备等。

（5）时间。时间就是生命，时间因素对医疗护理质量有十分重要的影响。它不仅要求各部门通力合作，更主要的是体现高效率，各部门都要争分夺秒，为患者提供及时的服务。

2. 环节质量管理

环节质量管理是保证医疗护理质量的主要措施之一，是各种质量要素通过组织管理所形成的各项工作能力。环节质量管理包括对各种服务项目、工作程序或工序质量进行管理。

3. 终末质量管理

终末质量管理是对医疗护理质量形成后的最终评价，是对整个医院的总体质量的管理。每一单项护理工作的最后质量，可以通过某种质量评价方法形成终末医疗质量的指标体系来评价。终末质量管理虽然是对医疗质量形成后的评价，但它可将信息反馈于临床，对下一循环的医疗活动具有指导意义。

二、护理质量管理的意义

护理质量管理是护理工作必不可少的重要保证。护理工作质量的优劣直接关系到服务对象的生命安危，因此，护理质量保证是护理工作开展的前提。提高护理工作质量是护理管理的核心问题，通过实施质量管理、质量控制，可以有效地保证和提高护理质量。另外，护理质量是医院综合质量的重要组成部分，实施护理质量管理是促进医疗护理专业发展、提高科学管理的有效举措。随着现代医学科学的发展，护理工作现代化也势在必行，现代医学模式要求护理工作能提供全面的、整体的、高质量的护理，以满足患者身心各方面的需求，这就不仅要求护理人员全面掌握知识，提高专业水平，而且要有现代化的质量管理。建立质量管理体系是现代化管理的重要标志，所以，护理质量管理不仅对开展护理工作具有重要意义，而且对促进护理学科的发展和提高人员的素质也具有深远意义。

三、护理质量管理的特点

护理质量管理的特点包括以下三个方面：

（一）护理质量管理的广泛性和综合性

护理质量管理具有有效服务工作质量、技术质量、心理护理质量、生活服务质量及环境管理、生活管理、协调管理等各类管理质量的综合性，其质量管理的范围是相当广泛的。因此，不应使护理质量管理局限在临床护理质量管理的范围内，更不应该仅是执行医嘱的技术质量管理。这一特点，充分反映了护理质量管理在医院服务质量管理方面的主体地位。

（二）护理质量管理的程序性与连续性

护理质量是医疗质量和整个医院工作质量中的一个大环节的质量。在这个大环节中，又有若干工作程序质量。例如，中心供应室的工作质量就是一道完整的工作程序质量，临床诊断、治疗等医嘱执行的技术质量，也是这些诊断、治疗工作质量的工作程序质量。工作程序质量管理的特点，就是在质量管理中承上启下，其基本要求就是对每一道工作程序的质量进行质量把关。不论护理部门各道工作程序之间或是护理部门与其他部门之间，都有工作程序的连续性，都必须加强连续的、全过程的质量管理。

（三）护理质量管理的协同性与独立性

护理工作既与各级医师的诊断、治疗、手术、抢救等医疗工作密不可分，又与各医技科室、后勤服务部门的工作有着密切联系。大量的护理质量问题，都从它与其他部门的协调服务和协同操作中表现出来，因此，护理质量管理必须加强与其他部门协同管理。另外，护理质量不只是协同性的质量，更有其相对的独立性，因此护理质量必须形成一个独立的质量管理系统。

第二节　护理质量管理的基本方法

一、质量管理的基本工作

进行质量管理工作必须具备的一些基本条件、手段和制度，是质量管理的基础。护理质量管理也不例外。

首先，要重视质量教育，使全体人员树立"质量第一"的思想。质量管理教育包括两个方面：一是技术培训，二是质量管理的普及宣传和思想教育。通过教育要达到以下目的：①克服对质量管理认识的片面性，进一步理解质量管理的意义，树立"质量管理"人人有责的思想。②使每个护理人员掌握有关的质量标准、管理方法和质量管理的工具，如会看图表等。③使全体人员弄清质量管理的基本概念、方法及步骤。

除进行质量管理教育外，还要建立健全质量责任制，即将质量管理的责任明确落实到各项具体工作中，使每个护理人员都明白自己在质量管理中所负的责任、权力、具体任务和工作关系，在其位，任其责，形成质量管理的体系，并与奖惩制度联系起来。

二、质量管理的工作循环

全面质量管理保证体系运转的基本方式是以 PDCA（计划—实施—检查—处理）的科学程序进行循环管理的。它是 20 世纪 50 年代由美国质量管理专家戴明根据信息反馈原理提出的全面质量管理方法，故又称戴明循环。

（一）PDCA 循环的步骤

PDCA 循环包括质量保证系统活动必须经历的四个阶段八个步骤，其主要内容是：

1. 计划阶段（plan）

计划阶段包括制定质量方针、目标、措施和管理项目等计划活动，在这阶段主要是明确计划的目的性、必要性。这一阶段分为四个步骤：①调查分析质量现状，找出存在的问题。②分析影响质量的各种因素，查出产生质量问题的原因。③找出影响质量的主要因素。④针对主要原因，拟定对策、计划和措施，包括实施方案、预计效果、时间进度、负责部门、执行者和完成方法等内容。

2. 执行阶段（do）

执行阶段是管理循环的第五个步骤。它是按照拟定的质量目标、计划、措施具体组织实施和执行，即脚踏实地按计划规定的内容去执行的过程。

3. 检查阶段（check）

第三阶段即检查阶段，是管理循环的第六个步骤。它是把执行结果与预定的目标对比，检查拟定计划目标的执行情况。在检查阶段，应对每一项阶段性实施结果进行全面检查、衡量和考查所取得的效果，注意发现新的问题，总结成功的经验，找出失败的教训，并分析原因，以指导下一阶段的工作。

4. 处理阶段（action）

处理阶段包括第七、第八两个步骤。第七步为总结经验教训，将成功的经验加以肯定，形成标准，以便巩固和坚持；将失败的教训进行总结和整理，记录在案，以防再次发生类似事件。第八步是将不成功和遗留的问题转入下一循环中去解决。

PDCA 循环不停地运转，原有的质量问题解决了又会产生新的问题，问题不断产生而又不断解决，如此循环不止，这就是管理不断前进的过程。

（二）PDCA 循环的特点

1. 大环套小环，互相促进

整个医院是一个大的 PDCA 循环，那么护理部就是一个中心 PDCA 循环，各护理单位如病房、门诊、急诊室、手术室等又是小的 PDCA 循环。大环套小环，直至把任务落实到每一个人；反过来小环保大环，从而推动质量管理不断提高。

2. 阶梯式运行，每转动一周就提高一步

PDCA 四个阶段周而复始地运转，而每转一周都有新的内容与目标，并不是停留在一个水平上的简单重复，而是阶梯式上升，每循环一圈就要使质量水平和管理水平提高一步。PDCA 循环的关键在于"处理这个阶段"，就是总结经验，肯定成绩，纠正失误，找出差距，避免在下一循环中重犯错误。

（三）护理质量的循环管理

护理质量管理既是一个独立的质量管理系统，又是医院质量管理工作中的一个重要组成部分，因此，它是在护理系统内不同层次上的循环管理，也是医院管理大循环中的一个小循环。所以，护理质量循环管理应结合医院质量管理工作，使之能够纳入医院同步惯性运行的循环管理体系中。

我国大多数医院在护理管理中实施计划管理，即各层次管理部门有年计划、季计划、月安排、周重点，并对是否按计划达标有相应的检查制度及制约措施。

各护理单元及部门按计划有目的地实施，护理各层管理人员按计划有目的地检查达标程度，所获结果经反馈后及时修订偏差，使护理活动按要求正向运转。具体实行时可分为四个阶段：①预查：以科室为单位按计划、按质量标准和项目对存在的问题进行检查，为总查房做好准备。②总查房：护理副院长、护理部主任对各科进行检查，现场评价，下达指令。③自查：总查房后，科室根据上级指令、目标与计划和上月质量管理情况逐项分析检查，找出主要影响因素，制定下月的对策、计划、措施。④科室质量计划的实施：科室质量计划落实到组或个人，进行 PDCA 循环管理。这种动态的、循环的管理办法，就是全面管理在护理质量管理中的具体实施，对护理质量的保证起了重要作用。

第四章　重症患者的护理

第一节　重症监护病房的组织与管理

一、人员要求

（一）重症监护病房（ICU）护士应具备的基本素质

ICU 的工作特点决定了 ICU 护士应具备以下基本素质：（1）能适应高度紧张的工作，在短时间内持续紧张地工作，身体健康。（2）具有高度的灵活性、适应性。（3）接受新事物能力强，知识面广。（4）具有清晰判断问题的能力。（5）处理问题沉着、果断、迅速。（6）善于创新，逻辑思维能力强，善于发现问题、总结经验。

（二）ICU 护士应具备的业务能力

由于 ICU 收治范围广，病情复杂、危重，决定了 ICU 护士应有较强的业务能力。他们不仅应具备病理生理、临床药理、解剖学等基础知识及各专科医疗护理和急救知识，还应掌握各种监测仪器的使用、管理、监测参数和图像分析及其临床意义。基本要求包括：

（1）必须掌握急救复苏技术，包括除颤、给氧、人工通气、呼吸机的使用及动静脉穿刺术等，并要了解急救药物的性能及用药途径。遇有紧急情况，在医生到达之前，有能力独立初步急救。

（2）具有专科护理知识和技术。ICU 收治不同年龄、不同科别的危重患者，许多患者因身心受到强烈刺激，致使多系统发生生理、病理变化。因此，要求护理人员必须具有各专科护理知识和技能，包括循环、呼吸、消化、神经、血液、肾脏及小儿等专科的护理。

（3）掌握监护仪的使用。患者在监护过程中，要施行一套完整的床边监测，如心电、血压、呼吸、体温、血生化、血流动力学监测等，护士应熟练使用各种监测仪，了解监测结果的临床意义，为医生提供可靠的治疗依据。

（4）做好基础护理工作，是进行抢救和专科护理的基础，也是患者基本的生理、心理要求。此外，还要求准确执行医嘱、常规给药、注射、标本留取、护理文件的正确书写等。

（5）具有非语言交流的技能。ICU 护士应学会在非语言交流中观察病情，如对接受气管切开、人工呼吸治疗、失去语言能力的患者，护士要从其手势、表情、体态、眼神中体会到他们的需要，帮助患者克服语言障碍，渡过生命危险期。

（三）ICU 护士群体素质要求

（1）ICU 内重患者多，重大抢救频繁，故要求护士能应付自如，有条不紊地工作。尤其在执行医嘱、抢救、配合检查等环节上更需要护士之间的默契配合。选择护士时应考虑其是否有协作精神，在对 ICU 护士进行培训时，也要重视协作精神的培养。

（2）在 ICU 内，医护协调显得尤为重要。某些监护病房中，一个患者的处理往往与多个医生有关，他们在对患者的治疗上相互间可能意见不一致，因此给护理人员的指导也会不一致。护理人员有时觉得一些医生在心肺复苏及一般复苏技术上不够熟练；医生也可能感到护理人员在这个特定领域里的知识是一种威胁，因而对护理人员的态度非常傲慢。医护之间的性格差异也会影响他们之间的合作。作为护士，应以患者的救治为重，主动协调各种关系。应明白，只有在工作中齐心协力，团结合作，才能保证护理质量，提高救治率。

（四）ICU 护士要保持动态平衡

对 ICU 工作和发展来讲，需要一批训练有素质的护理人员并相对固定、专业化，而护士的流动也应受到重视。在补充新生力量的同时，可将已受到训练的技术骨干根据情况调到普通病房。由于在 ICU 工作过的护士能胜任最繁重、危急的医疗任务，并掌握了一套完整的危重患者抢救、护理技术，故可带动其他科室的技术力量，提高科室护理质量。因而，ICU 就成为医院重要的教学基地，是培养、输送护理人才的场所。保持 ICU 护士有序的动态平衡，将能为整个医院护理质量的提高提供有力的支持。

二、ICU 的护理管理

（一）充分发挥护士长的管理职能

护士长是 ICU 护理工作主要负责人之一，ICU 工作质量的优劣与护士长有密切关系。护士长必须对医护小组、患者及家属具有强烈的责任感，具备整体、系统处理危重患者的专业知识和技术，他们应具备以下条件：

（1）具有丰富的临床知识，掌握疾病的生理和病理过程，了解重患者护理要求，指导护士工作。

（2）具有不断发展、改进管理体制的管理能力。

（3）交流技能。学会如何进行有效的交流是非常重要的。护士长在处理各种关系、制订计划、获得各种信息、评价工作效果等环节均需要交流，交流是建立良好的工作关系和高效率进行工作不可缺少的技能。

（4）树立威信。掌握生理、病理、心理学和仪器使用等方面的专业知识和熟练的技术，并保持不断更新的状态是护士长权威的基础，护士长应通过敏捷的思维和独立的工作能力向医生、护士证明自己的能力，取得他们的信任。

（5）了解护士的心态，给予他们必要的心理支持。ICU 紧张的工作，不断更新的仪器、技术都给 ICU 护士带来巨大的压力。ICU 护士常有健康失望，如生理症状可见慢性疲劳和衰弱，感情症状可有忧郁、精力缺乏和心态不平衡。护士长有责任掌握他们的心态，爱护护士，根据不同情况，给予心理及行为上的支持鼓励，切不可把护士所表现出来的行为心理变化简单地归为年龄、家庭、工作态度等问题看待。

（二）仪器的使用及管理

ICU 患者需要依靠各种仪器和药物来调节机体生理功能，以维持生命。因此，正确掌握使用和管理这些仪器的技能，在维护患者的生命功能中将会起到举足轻重的作用。

1. ICU 内装备的仪器

（1）急救复苏器材：如气管插管、喉镜、除颤器、起搏器等。（2）呼吸器材：如呼吸机、潮气量计、峰值流量计等。（3）循环用器材：如各种血流动力学监测仪、生理记录仪、辅助循环设备等。（4）小型化验室：可以进行血气、血生化及血常规等检查。（5）其他器材：如静脉切开包、气管切开包、开胸包、缝合包、动脉加压输血器、容量泵、微量注射器泵、血液净化器等。

2. 仪器管理的一般规则

（1）应配有专门的技术人员，负责调试、应用、维修及保养。（2）使用时要详细阅读说明书，把说明书放在仪器旁或贴于仪器上，以便于查阅。（3）使用前需详细检查、核对。各种仪器最好要根据过去使用经验和使用说明做一个核对表，将此表置于仪器上，以便使用者在使用前迅速进行核对。例如，用除颤器前要核对的内容应包括：检查地线是否接好，输出功率显示盘是否到零，电极纱布的生理盐水或胶水是否充分，确定同步或非同步除颤转换电键的位置等。（4）使用后正确调整和检查，使其处于良好的备用状态，如果机器出现故障，要根据说明书或由主管专业人员维修。（5）制定仪器、设备的消毒规范。为防止交叉感染，仪器在使用后均应按要求严格消毒，再存放保存。如呼吸机的湿化瓶要用 2% 过氧乙酸浸泡，晾干后存放。（6）各种仪器每半年或一年定期检查一次，并对检查情况进行登记。

三、ICU 的护理现章制度

严格执行各项规章制度是良好护理质量的保障，ICU 的工作性质决定了护士不仅要执行普通病房的一般工作制度，更要执行好消毒隔离、抢救制度及岗位培训制度等。

（一）消毒隔离制度

ICU 内获得性感染是威胁患者生命的重要因素之一，积极预防和控制感染对预后具有重要思义。

1. 诱发因素

ICU 获得性感染的危险因素包括两个方面，即机体因素和环境因素。机体因素包括原有疾病，特别是免疫抑制或缺陷、糖尿病、肾衰竭和肝功能衰竭等，以及气管或血管内插管、留置导尿管、胃内 pH 值升高、长期仰卧位等。环境因素包括空气和所使用装置的污染、无菌操作不严及交叉感染。

2. 消毒措施

（1）IUC 设施。人体是室内空气中微生物的发源地，人员流动越大，室内空气污染就越严重，因此要减少人员流动。进入 ICU 前应设有缓冲地带，供进出人员换鞋、更衣、洗手等。

（2）空气消毒。保证 ICU 空气洁净是防止交叉感染，提高危重患者抢救成功率的重要条件之一。ICU 应设置空气滤过器，以层流方式净化空气，保证空气的洁净度。目前，国外检测空气净化度采用"白手套法"，即用白手套触摸物体表面，如无灰尘，则说明空气清洁。用于空气消毒的设备较多，目前最常用的是紫外线，正确使用紫外线消毒可使空气中的微生物减少 50%～70%。

（3）呼吸机及附带设备的消毒。呼吸机内部的消毒比较困难，一般24h 更换管道和连接物，福尔马林熏蒸或环氧乙烷消毒，2% 过氧乙酸浸泡 12～20min。

（4）留置导管感染的预防。①用 70% 乙醇、0.5% 碘伏消毒插管处，预防细菌沿导管旁隧道逆行入血。②插管后要妥善固定，防止移动滑出及刺激管道内壁。③局部用抗生素软膏涂于置管口周围以减少细菌侵入。④血栓形成易成为细菌繁殖灶，定时用肝素稀释冲洗可减少细菌生长。

（5）大量调查说明，很多感染完全可用简便的措施加以预防。例如：接触患者前后洗手可大幅度减少交叉感染的发生率。ICU 的工作人员要充分意识到各种感染的可能途径，从自我做起，严格要求，应做到以下四点：①更衣、更鞋、戴好帽子方可进入 ICU，外出时必须穿隔离衣，更换外出鞋。②无菌操作前必须戴口罩，严格无菌技术。③严格洗手制度。任何人皮肤上都有细菌存在，其中有少数致病菌，一旦接触易感部位，尤其是重患者，极易引起感染。因此，在接触两个患者、两张床时，或进行各种操作，以及处理尿壶、便盆后，进入或离开 ICU 后均要认真洗手。④衣帽及口罩要经常换洗，保持清洁。

（二）岗位培训制度

由于 ICU 业务范围广、监测项目繁多，ICU 应有严格的培训制度。

（1）新成员应学习、掌握"五衰"抢救的程序，常用仪器的使用方法、性能、各参数值及临床意义。

（2）ICU 护士应轮流到心电图室进行学习，在购入新仪器、新设施后，护士长要组织全科人员学习，迅速掌握其使用方法。

（3）培养书写合格护理记录的技能，对护士不断培训，使护理记录达到项目齐全、重点突出、内容简明扼要、能准确反映患者病情的动态变化、处理措施和效果。

（4）组织业务学习、病例讨论，不断总结临床经验，提高业务水平。例如，一般认为只要血压正常便可维持器官灌注，但机体有巨大的代偿能力，即使在心、脑、肾等重要脏器缺血的情况下，血压仍可暂时维持正常。一个临床经验丰富的护士应同时注意观察中心静脉压、尿量、肢端温度、颜色等，进行综合分析，判断器官灌注情况。

（三）抢救制度

抢救是医疗领域中技术性要求很高的一项工作，抢救能否成功，不仅是医师技术的反映，而且离不开贯穿抢救过程中的护理技能和护士的责任心，有效的护理也离不开科学的管理。抢救的基本原则：立即进行抢救，从维持患者生命的角度来考虑具体处理措施，估计病情可能要发生的突然变化，并事先有所准备。

抢救一般分三个阶段：（1）用人工方法紧急维持循环和呼吸，如使呼吸道通畅，胸外叩击、按压、口对口呼吸等。（2）恢复自主呼吸和心率，如除颤、起搏、气管插管及机械通气。（3）处理并发症，如保证防治心源性休克及心衰、肺水肿、肺部感染、脑水肿及水、电解质平衡紊乱。

抢救时要做好组织工作，合理安排人力，做到忙而不乱，护理人员各司其职，密切配合。基本的人员分配如下：

（1）负责呼吸、鼻胃管等管道，保持其通畅，防止脱出。

（2）监测生命体征。

（3）药疗护士。维持生命线，如静脉输液、中心静脉和动脉插管的通畅及抢救药物的准确输入。药疗护士应熟悉急救药品的位置及药理作用。急救药品通常分三类：①抗心律失常药，如利多卡因、阿托品、异搏定、心律平等。②增加心输出量和升压药，如钙剂、多巴胺、肾上腺素等。③其他作用的药物，如皮质激素、利尿剂、碳酸氢钠等。

（4）必须有专人详细记录抢救有关资料。如患者心跳、呼吸停止及复苏过程、时间，用药情况等。

（5）专人机动。以随时提供必要的人力、物力支援。

第二节 危重患者的护理技术

一、氧气吸入疗法及护理

氧气吸入疗法是供给患者氧气，以提高动脉血氧饱和度，纠正各种原因造成的缺氧状态，维持机体的生命活动，达到治疗的目的。

（一）氧疗方法

1. 控制性氧疗

用于低氧血症同时伴有二氧化碳潴留的 Ⅱ 型呼衰。氧疗可能导致 $PaCO_2$（动脉血二氧化碳分压）进一步升高，直至发展到二氧化碳麻醉，此时并不出现特殊的自觉症状与体征，因而需经常进行血气测定，特别是氧疗早期，血气变化尚未稳定时。氧疗应注意以下三点：

（1）给氧应从低浓度开始，一般氧浓度从 24% 开始慢慢增加。

（2）应注意给氧的持续性。如突然中断氧疗，等量的二氧化碳将占据原容氧的肺泡空间，使 $PaCO_2$ 比氧疗前更高，PaO_2（动脉血氧分压）降低，缺氧会进一步加重。

（3）氧流量与吸入氧浓度的关系可通过下列公式估计：

$$吸入氧浓度（\%）= 21 + 4 × 氧流量（L/min）$$

给氧的浓度应根据患者的情况及病情而定，一般可分为低浓度给氧，给氧浓度 < 30%；中浓度给氧，给氧浓度 30% ~ 60%；高浓度给氧，给氧浓度 > 60%。

2. 高浓度氧疗

适用于单纯缺氧而无二氧化碳潴留者，为使未行气管插管的患者氧浓度 > 60%，需要应用带有单方向活瓣及贮气袋的特殊面罩，吸氧浓度可高达 90% 以上。

3. 高压氧疗

高压氧疗需置患者于密闭高压氧舱中，在高压环境下吸入纯氧，仅物理溶解在血浆中的氧就能满足机体的代谢需要，因而对因一氧化碳中毒、血红蛋白失去携氧能力一类的疾病有特殊疗效。

（二）给氧方式

1. 鼻导管吸氧法

鼻导管吸氧法是常用于治疗轻、中度低氧血症的方法，简单、方便，适用于持续给氧。此法是在鼻腔内置管，将湿化后的氧气直接输出，有单腔和双腔鼻导管两种。后者是用两根细管分别插入两侧鼻腔供氧，此法优点为吸入氧浓度较高。单侧细导管吸氧法，当导管插入鼻道10cm，给氧效果与鼻塞相似，插入5cm则实际吸氧浓度低于鼻塞法。吸氧的浓度还受患者潮气量和呼吸类型的影响。低流量鼻导管给氧应是1～2L/min，高流量给氧是4～6L/min，因此本法给氧浓度均在50%以下。

2. 鼻塞法

此法优点是刺激性小，易被患者接受，适用于较长时间低浓度吸氧者。鼻塞的大小应以塞严鼻孔为宜，不可过深以免塞入鼻腔。

3. 面罩给氧

有侧孔及氧控装置的塑料面罩，能输送不同浓度的比较精确的氧，其吸入氧浓度为24%、28%、35%、40%四种。根据吸入氧控制装置的标记调节每分钟氧流量，一般4～8L/min，可不更换面罩只换氧控装置就可以改换吸入氧浓度。此种面罩由于吸入氧气中掺杂了空气，不一定再进行氧气湿化，给氧浓度稳定，不受呼吸频率和潮气量的影响。长时间的面罩吸氧有时可导致面罩压迫处皮肤的破损，应注意保护。

（三）氧疗监护

（1）密切观察氧疗效果，注意观察患者的缺氧状态是否改善，病情是否减轻或好转，准确记录给氧起止时间。尤其在氧疗的初期要密切注意动脉血氧分压和二氧化碳分压的变化。

（2）供氧时应给予湿化，湿化瓶以50～70℃温水为宜，否则易导致分泌物干燥而不易咳出，加重呼吸道阻塞。

（3）安全给氧。①氧气助燃，使用与保存时应严禁明火，置于阴凉处。②运送氧气时防震动，各部位禁止涂油。③停用氧气或调节流量时，先分开鼻导管，防止高压氧冲入损伤呼吸道及肺泡。

（4）连续吸氧时应经常检查导管是否通畅，每8～12h更换一次鼻导管，24h更换鼻塞，并由另一侧鼻孔插入。

（5）吸氧治疗时要固定牢固，必要时用线绳等方法将鼻导管或鼻塞固定在耳郭上，以保证达到给氧的持续性。应加强巡视，尤其在夜间或睡眠时。

（6）防止交叉感染。给氧装置中的导管、湿化瓶、面罩、活瓣等物件，应定时更换并清洁消毒，防止交叉感染。

二、昏迷患者鼻饲

鼻饲法是将胃管从鼻腔插入胃中，然后通过该管将流质食物、液体或药物注入胃内，以供给营养和水分，达到治疗目的。

1. 操作方法

将胃管自鼻孔插至 14～16cm 处，再以左手将患者头部托起，使下颌靠近胸骨柄，以加大咽部通道的弧度，便于管端沿咽后壁滑行，然后徐徐插入至所需长度。昏迷患者因吞咽及咳嗽反射消失，因不能合作，给插胃管带来一定的难度，反复插管可致声带损伤与声门水肿。昏迷患者插入鼻饲管时，应反复确定导管的确切位置，以免插入呼吸道。

如患者出现呛咳、呼吸急促、发绀，胃管可能误入气管，须立即拔出，稍休息后，再行插入。当导管插入 50cm 将听诊器放于胃部，注气于管内，胃中有气过水声；或置导管开口端于水碗内，水中有气泡都表明已插入胃中，先注入少量温开水，试验导管在胃内是否通畅，然后徐徐将溶液注入。

2. 注意事项

（1）鼻饲前，应检查并清除胃内潴留物，当回抽胃内容物＞100mL 时应该停止鼻饲 2h。

（2）鼻饲时及鼻饲后，使患者床头抬高 30°～45° 并至少保持 1h 为佳，以尽量减少误吸的可能性。

（3）使用人工气道的患者进行鼻饲时，应将导管气囊充盈，减少反流造成误吸的机会。

（4）必要时可用气管插管或喉镜引导，为昏迷患者插管。

（5）长期用导管喂患者，可每周 1 次将导管取出以减少对黏膜的刺激。取出导管动作宜迅速，以免引起恶心，用手捏紧导管，防止管内溶液流入气管。

三、导尿的护理

导尿术是将无菌导尿管自尿道插入膀胱引出尿液的方法。它用于各种原因引起的尿潴留；手术留置尿管保持膀胱排空，防止术中误伤膀胱；休克及疑有肾功能不全和其他需密切注意每日尿量者。

1. 正确选择导尿管

（1）普通导尿管。常用于经尿道插入膀胱导尿，如多种原因引起的尿潴留。此类导尿管常用型号，男性为 F12～F14，女性为 F14～F16（"F"为法制号码，号数为管腔直径 3 倍的毫米数），可根据患者的需要而定。

（2）前列腺导尿管。前列腺肥大的患者发生尿潴留时，尿道前列腺膜部及膀胱颈部往往狭窄，普通导尿管不能插进，应选用末端弯曲且较硬挺的单弯导尿管。

（3）蕈状导尿管。导尿管腔大，末端呈蕈状，有数个较大的孔，便于尿液及血块的引流，头端膨大可起固定作用。常用于耻骨上腹腔造瘘及肾造瘘。

（4）输尿管支架管。以 F8～F10 号管为宜，适用于肾盂成形术、输尿管吻合术、肾移植术后、膀胱扩大术中输尿管和肠道吻合，既可以起支架作用，防止吻合口狭窄，又可以引流尿液。

（5）气囊导尿管。有三腔和双腔之分。双腔气囊导尿管末端有一气囊，可以充无菌盐水 5mL 起固定作用，不易滑脱，常用于保留导尿。三腔气囊导尿管气囊内注入 10mL 无菌生理盐水后起压迫止血作用，其中一腔要在术后持续膀胱冲洗时接进水管，中间较大的一腔接出水管，三腔管适用于经尿道前列腺电切术。

2. 弗来尿管的应用

导尿管有数种改良的大小及形状，软的红色橡皮管最常用于 1 次或不保留的导尿；弗来（Foley）尿管通常用于保留一段时间的导尿；单弯导尿管用于男性老年患者或疑有前列腺肥大者，以防伤及前列腺。选择尿管的依据主要视留置尿管时间的长短及尿液的外观。如尿液混浊、有沉淀或凝块时，应选择直径大的导尿管，这样既不给患者带来不适，也不使管子脱出，又有最佳的导尿效果。用于留置的尿管一般选择具有弹性的橡胶制成品，有一个 5mL（正常使用）或 30mL（用于需止血时）的球囊，当导尿管放入膀胱后用无菌生理盐水充满球囊。选用套囊时，应选用容积较小套囊的导尿管，套囊容积过大可能增加对膀胱的刺激引起痉挛，以致形成尿液沿尿管外壁"溢出"。

使用弗来尿管要注意导尿管插入的深度应从水囊下段计算，见尿后再插入4～5cm，将5～10mL的生理盐水注入气囊后，轻轻回拉，有阻力时是最佳深度，严防深度不够水囊压迫尿道或膀胱颈部，如患者主诉尿道疼痛时应警惕尿管插入深度不够或脱出，应及时给予处理。

导尿前应洗手，注意摆好患者体位，导尿过程中要鼓励患者在插管时做深呼吸，转移患者的注意力，使膀胱括约肌松弛，插管时如发现导尿管的通路有阻力时，不能强行用力，因创伤性的导尿易导致泌尿系统感染及形成尿路狭窄，尿管插入后应妥善固定防止滑动和尿道牵扯。

导尿的目的是促进尿液的引流，所以应确保其通畅。如尿中有血者应每小时检查导尿管1次，其余患者也应经常检查，如引流不畅应及时分析原因，是内在还是外在的原因造成，出血会使膀胱内形成血块而堵塞尿管，感染会增加尿液内的沉淀物而导致堵塞。检查引流系统内有无沉淀，可用手指揉动导尿管以检查尿中沉淀物的堆积，并注意尿管有无扭转，或轻轻转动导尿管，改变其在膀胱中的位置以免导管开口贴于黏膜壁。要注意观察尿液的颜色、透明度、气味，应记录并及时报告医生。

3. 尿液的引流

持续引流者将导尿管接到尿液收集器，通常利用重力引流（尿袋在膀胱以下）。引流管密封式地与收集管相接的方式称密闭式引流，此法可减少泌尿道的感染。对其护理注意以下四点：

（1）使用一次性密闭式引流器的患者，除因阻塞需冲洗外，不进行冲洗。必要时给予重新插管。

（2）集尿系统的接头不应打开，当需要少量新鲜尿液标本时，应以无菌的方法，用小针头自导尿管远端插入引流管抽取尿液。若需要膀胱冲洗，最好选用三腔管，也可用双腔导尿管连接三通管以便无菌冲洗。

（3）引流袋的下面不可有扭结或下垂的管子，以免影响引流。过长的管子可盘在床上，每次患者变换卧位之后即应检查所有管道的通畅性。

（4）每日需检查收集系统有无沉淀及漏尿的现象，若接头脱开破坏了无菌状态，应消毒接口处，以无菌技术复原或更换集尿系统。

4. 预防尿路感染

行导尿或尿路器械操作的患者中 20% ～ 30% 有尿路感染，其中 80% 与导尿有关。使用密闭式引流者感染率可降低，因此，不主张进行膀胱冲洗，尤其对短期留置者更无必要。

要严格执行各项无菌操作，严防感染，保证患者安全。密闭式引流袋可 3d 更换 1 次。应鼓励患者多饮水，使大量尿液排出。认真检查无菌包装的导管、引流袋的有效期。引流袋不可提至患者的膀胱或引流部位以上的高度，防止尿液逆流，若接头脱开必须以无菌技术复原。尿道口有分泌物时，应用手按摩使之排出，再行消毒。造瘘口周围每日用碘酒消毒 1 次，并更换无菌敷料。

5. 固定

各种导管均应妥善固定，外接的引流管应固定床旁，防止引流袋过重牵引尿管而脱出。尿道修补术后，留置的尿管妥善固定尤为重要，特别是吻合口不满意时。随时检查引流管是否通畅，如发现引流不畅或完全无尿流出，应仔细检查及时处理，防止扭曲受压。

6. 观察引流的尿色、尿量、性状并准确记录

应鼓励患者增加饮水量，以稀释尿液、减少沉淀，排出废物，维持尿量在 1500 ～ 2500mL/d。

7. 膀胱冲洗

（1）留置导尿者最安全有效的冲洗是在病情允许的情况下增加患者的液体摄取量，每日要鼓励患者饮水 3000mL 以上或通过静脉注射取得。

（2）如需进行冲洗，要执行严格的无菌技术，注意动作轻柔，避免损伤器官或引起感染。每次冲洗量 30 ～ 60mL，灌注冲洗后应借重力再流出。

（3）间歇性冲洗法，此法可用密闭式输液器将冲洗液与尿管相通，减少细菌进入膀胱的机会。冲洗液要挂在比患者位置高的地方，灌注到膀胱后，再让它自由地流到尿袋中。

8. 间歇性插管

长期插管的患者易发生感染，临床经验表明，多次间断性导尿比长期留置尿管的尿路感染可减少 50%，即使在非无菌的方式下间断性插管的患者也比长期插管感染率低。

四、中心静脉穿刺置管术的护理

经皮穿刺中心静脉置管术，有颈内静脉、锁骨下静脉和股静脉等入路。由于股静脉穿刺部位清洁度差，护理观察困难，且下腔静脉易受腹压的影响，CVP（中心静脉压）值不能正确反映右心房压力和血栓形成的机会多，因此，一般优先选用颈内静脉和锁骨下静脉。

（一）并发症的观察及护理

（1）动脉损伤。后果取决于穿刺部位，误伤颈内动脉的危险性较大，巨大颈部血肿可压迫气管，造成呼吸困难。因此，对该类患者严密观察呼吸变化，并严禁再在对侧穿刺。

（2）血气胸、失血性休克。主要发生在锁骨下静脉穿刺，术后要严密观察血压、脉搏、呼吸、呼吸音变化及有无胸痛等。

（3）空气栓塞。中心静脉开放后，受胸内压和右心舒张期影响，静脉压与大气压存在着压力差，吸气时呈负压，尤其在低血压时更应严防空气漏入。在置管操作期间，凡有空腔器械留滞在静脉内时，均应用拇指堵住开口，并嘱患者暂停呼吸，以防气体进入。如穿刺结束后有严重咳嗽、气急，应警惕可能动脉栓塞，应立即置患者于左侧卧位，叩击胸背，使气泡变细，并给予吸氧。

（4）颈内静脉右侧基本垂直注入上腔静脉右心房，因此，切忌快速滴入氯化钾、葡萄糖酸钙等对心肌活动有直接影响的药物，防止心律失常及心脏骤停。

（5）妥善固定好静脉置管，避免脱出，密切观察液平面，防止空气进入发生空气栓塞。

（6）注意导管管柄与管身衔接处易折断或脱管。连续输液要保持一定速度，一旦发生堵塞，忌冲洗，应更换。

（二）预防感染

静脉置管感染较多见，其发生率与许多因素有关，如静脉的选择、置管技术、患者的体质、导管的材料及各项无菌技术等。

1. 导管感染的临床表现

（1）疏松结缔组织炎。以导管插入部位最多见，周围皮肤出现红、肿、热、痛。

（2）静脉炎。局部或全身发热，局部红斑，沿静脉走向触诊有压痛和发硬，淋巴结肿大和触痛。

（3）化脓性血栓静脉炎。静脉腔内可找到肉眼或镜下的化脓病灶，脓液有时可从插管的伤口流出或挤出，往往导致脓毒血症。

2. 预防

中心静脉留置导管便于静脉给药、输液和进行监测，因此可提高抢救成功率。但随着导管留置时间的延长，感染的危险性明显增加。最重要的感染途径是皮肤微生物沿导管外周或密封输液系统的破损处侵入或污染导管内部。因此，任何破坏输注系统严密性的做法均应尽量避免。

（1）保持病室清洁。每日需紫外线照射，早晚均用消毒液拖地。导管护理必须严格执行各项无菌原则，操作前彻底洗手，戴口罩、手套等。

（2）用 1%～2% 碘酊消毒插管处，也可用洗必泰及 0.5% 碘伏等消毒，能防止细菌沿导管旁隧道侵入。

（3）插管后妥善固定导管，防止移动、滑出及刺激损伤血管内壁。

（4）在置管周围皮肤上涂抗生素软膏，再用无菌纱布或新型透明半渗透性聚氯酸敷料覆盖，每隔 72h 更换一次，并注意保持皮肤干燥。

（5）血栓易成为细菌繁殖灶，定时用肝素稀释液冲洗可减少顶端细菌生长，这在长期置管中能明显降低感染率。

（6）凡通过中心静脉输液者，最好采用输液袋，并 24h 更换一次输液装置。更换输液器时应先消毒连接部分，卸开后重新消毒，然后接上新的输液管。

（7）输液管道的各连接部分均可成为微生物侵入途径，最好使用无连接部一体化的、带有无菌过滤器的输液管道。三通的污染机会也非常多，因此，最好不装入三通。

五、有创动脉血压盒测的护理

在动脉内置管连接一个换能器使血压数值直接显示在监护仪上，该方法简便、准确，能连续测出每瞬间的动脉压力变化，可随时采取动脉血样做血气分析。因此，特别适用于危重患者心血管和其他复杂手术的术中、术后血压监护。

（一）插管的动脉选择

（1）插管所用的动脉应有充分的侧支循环。

（2）有较大的血管管径，能精确测量血压又不易发生动脉阻塞或血栓形成。

（3）不影响手术和其他操作，易于进行护理和固定。

（4）避免易感染部位。

（二）常用于插管的动脉

桡动脉常作为插管的首选动脉，因其位置表浅，有良好的平行血流灌注，易于护理、固定、观察，只要能证实有动脉的侧支循环，很少发生手部的缺血性损害。其次是足背动脉，如能证实胫后动脉有良好的侧支循环，选此动脉也无明显危害。股动脉在周围的动脉搏动消失时，可以考虑使用，但若有下肢动脉病灶，应避免使用。肱动脉插管较易引起血栓形成而产生明显的前臂及手部缺血性损害，一般不作常规使用。因此，在这儿主要介绍桡动脉测压的方法及护理。

（三）桡动脉穿刺测压

手部的血流靠尺、桡两动脉供给，以尺动脉为主，尺、桡两动脉在掌部形成掌动脉弓。由于桡动脉置管常有血栓形成，此时手的血液供给主要靠浅掌动脉弓的侧支循环，如侧支血流少或无，则可发生缺血性损伤。因此，施行桡动脉穿刺置管前应先做 Allen 试验，以观察尺动脉能否充分供应手的血运。

1. Allen 试验

让患者伸屈手指数次后令其手举过头再握紧拳。术者以左右手指分别压紧腕部桡、尺动脉，令患者手放下松拳，应避免手腕过分伸展。术者放松对尺侧动脉的压迫以观察手部血液循环恢复情况。如果掌弓完整，尺动脉能充分供应手部血液循环，在 6s 内则全手变红，表明可行桡动脉置管，若手掌颜色延迟至 7～15s 恢复，说明侧支循环血流少，应慎重选择该桡动脉置管。

2. 置管用品

20～24 号聚四氯乙烯套针 1 枚，要求管长 3～5cm，管腔粗细一致，三通两个，输液管 1 根，普鲁卡因 5mL，5mL 注射器及 7 号针头 1 套，无菌手套 1 副及敷料，消毒物品，换能器及监护仪。

3. 操作步骤

（1）患者平卧，手臂外展，腕伸 60°，腕下可垫绷带卷。

（2）摸清桡动脉搏动。

（3）术前消毒，铺无菌巾，戴无菌手套。

（4）局部皮肤麻醉。

（5）按住桡动脉搏动线与皮肤成 30° 角刺入套针，进入动脉后针尾出现回血。固定穿刺针，向动脉内送入套管。抽出穿刺针，套管外接三通、延伸管及换能器，腕部呈自然位，固定套管及延伸管，穿刺部位用无菌敷料包扎。

（四）测压装置的连接

与三通相连，共有 3 个开口，一端接动脉套管、延伸管、冲洗装置换能器，一端可备作抽血标本用。

（五）动脉导管的维护与并发症的预防

（1）妥善固定导管及延伸管，防止摆动、扭曲。

（2）保持通畅，除通过冲洗自动装置冲洗外，如发现波形顿挫或失真可随时冲洗。

（3）测压系统无气泡，各衔接处不漏液、无回血。

（4）怀疑套管针内有血栓时，应用注射器抽吸，切勿向血管内推注。

（5）出血、血肿多发生在反复穿刺或拔管后，力求穿刺一次成功。如穿刺点出血应予压迫止血，拔除动脉导管后，局部至少压迫 10min。

（6）感染。动脉置管后发生感染的主要因素是导管在血管内留置时间过长，多数感染发生在置管 72h 后，因此要求适时拔管，穿刺局部每日执行无菌换药，回抽的管道液应弃去。

（7）置管期间应密切观察远端肢体血供，如发现肢体缺血迹象应立即拔管。

六、动脉穿刺及护理

在危重患者的救治中，及时、安全、正确地进行动脉穿刺，可以保证动脉输液、输血的畅通和获得动脉血标本。

（一）穿刺部位和方法

穿刺部位可根据不同需要进行选择，头颈部可用颈总动脉，躯干和上肢用锁骨下动脉或肱动脉，下肢则采用股动脉。但临床上最常用的穿刺部位则是桡动脉和股动脉。

1. 股动脉穿刺

（1）定位方法。股动脉位于股鞘内，在腹股沟韧带下方紧靠股静脉外侧。体表定位在髂前上棘和耻骨结节之间画一连线，连线中点能扪及动脉搏动处即为股动脉穿刺点。

（2）穿刺方法。在髂前上棘和耻骨结节之间连线的中点、动脉搏动的明显处，消毒局部皮肤和操作者的中指、食指，在两指间垂直穿刺。

2. 桡动脉穿刺

（1）定位方法。前臂桡侧腕关节上 2cm 处扪及桡动脉搏动最明显处为穿刺点。

（2）穿刺方法。掌侧向上，在腕关节上 2cm 桡侧搏动明显处消毒皮肤及操作者的中指、食指，在两指间垂直穿刺。

（二）注意事项

（1）动脉穿刺必须严格实施无菌技术，尤其是穿刺的局部皮肤消毒。

（2）如抽出压力较低的暗红色血表示可能误入静脉，可重新穿刺。

（3）反复穿刺易形成局部血肿，故穿刺后须持续压迫 5min 以上。

七、胃肠外营养的护理

胃肠外液体治疗和全胃肠外营养（TPN）是经静脉输入大量的基础营养物质以维持机体的合成代谢与生长和发育。全胃肠外营养液浓度高，须经中心静脉内置管输入，在这一治疗中护士参与整个治疗的全过程，因此，护士起着十分重要的作用。这就要求护士要了解治疗目的及使用过程中的禁忌证、并发症，了解输注液体的组成，以及治疗过程中患者的反应。此外，还要学会营养状态的判断和病情的预测。

（一）导管的护理

胃肠外液体输注途径以中心静脉插管为主，临床上可选用上腔静脉或下腔静脉，因下腔静脉比上腔静脉管径细，血流量少，导管入口邻近下肢根部，易被污染，而且护理也不方便，故多选用上腔静脉途径。

1. 置管前的护理

置管前应做好心理护理，解除患者恐惧心理，并教会患者做好吸气与憋气动作，以取得良好的配合。备好局部皮肤及器械，病房地面用高效消毒剂消毒，紫外线照射房间。

2. 置管后的护理

静脉置管为病菌进入机体提供了渠道，而营养液则是其生长、繁殖的良好的培养基，因此，采取积极有效的措施预防感染很重要。对输液操作、导管管理必须严格实施无菌操作，穿刺点每日碘伏消毒并用无菌敷料覆盖，每 8h 检查导管插入部位有无红肿、化脓，并注意导管有无断裂、打折、血块或液体渗出。每24h更换输液器，严格防止空气进入体内。

（二）并发症的观察与护理

1. 高血糖及高渗综合征的观察与护理

如果输液速度过快可出现高渗综合征，患者表现为前额疼痛，皮肤干燥，舌面纵向纹增多并加深，多尿，尿量＞500mL/h、意识紊乱、昏迷，甚至死亡。为预防高血糖及高渗综合征的发生，在开始胃肠外营养治疗时应从慢速度开始，然后逐渐增加，最好使用输液泵控制滴速。应准确地记录出入量，每8h统计一次，以发现出入量的变化。如尿量较多，应每小时测定尿量，每日测量体重。每日体重增长＞0.45kg，提示体液潴留，每日体重下降＞0.45kg，提示体液丢失。根据病情及时测定尿糖及尿酮体含量，尿糖在（+++）时应立即测定血糖。要重视突然出现的前额疼痛及意识紊乱。严密监测患者的生命体征，观察皮肤及舌的皱纹情况，尤其是严重感染、外伤、隐性糖尿病的患者。

2. 输液后低血糖的观察护理

输入全胃肠外营养液后发生低血糖是由于突然终止输入该液，而体内胰岛素分泌仍处于高水平所引起，因此，胃肠外营养必须逐渐地终止，从而使胰腺有足够的时间适应血糖浓度的改变。一旦胃肠外营养突然终止，必须给任何一种含糖溶液过渡。在停止胃肠外营养后注意观察有无头枕部疼痛、皮肤湿冷、头昏、脉搏快速、肢端麻木感、神经敏感。如有上述表现应立即测定血糖，备好静脉注射葡萄糖。

3. 电解质紊乱的观察

实行胃肠外营养的过程中，如果不注意补充钾、磷、镁，可导致这些元素的不足。一般全胃肠外营养持续1个月以上很可能出现微量元素不足，尤其是钙、锌的不足。因此，为防止出现电解质的紊乱，应每日对患者做电解质测定，并密切观察病情。

（1）低血钾的主要表现是肌肉乏力、心律失常。

（2）低血磷的主要表现是嗜睡、语言不清，以致意识不清。

（3）低血镁的主要表现是肢端及口周围针刺样麻木感，焦虑不安。

（4）锌缺乏的主要表现是腹泻、腹部疼痛、味觉或嗅觉受损、脱发、伤口愈合延迟。

（5）高血糖也是感染的突出表现，血糖突然增高也常提示感染的存在。

4. 补钾过程中的护理

必须在尿量适当的情况下才能输入钾盐溶液，严重低血钾时，可在心电图持续监护及严密观察血钾浓度下，给大剂量钾盐（最好每小时不超过 20mmol/L）。补钾时要缓慢输入，以减轻患者的不适感或避免造成静脉炎，还要注意避免因钾溶液的皮下渗出而损伤组织。

5. 补钙过程中的护理

经静脉输入钙盐时应注意，忌将钙盐加入碳酸氢钠溶液，以免形成碳酸钙盐沉淀物。使用洋地黄的患者慎用钙盐，静脉补钙过量或过快可导致心动过缓以至心跳骤停。输入前将其加热至人体温度，并严防液体渗出导致局部组织坏死。

6. 输蛋白质和脂肪溶液时注意事项

蛋白质溶液很容易变质，在输入前应严格质量检查，一经启封，就必须使用。输入开始时滴速要慢，警惕过敏反应的发生。输入脂肪乳时，需认真检查质量，注意有无脂肪分离，出现油状物，一旦出现即不可使用。脂肪乳中不可加入电解质或其他营养液，在启封后需在 12h 内输完。开始输入时应速度缓慢，以观察有无不良反应。脂肪乳应保存在 25℃～30℃的室温中。

7. 胃肠外营养时感染的预防

感染是胃肠外营养致命的并发症，所以采取积极有效的措施预防感染是重要的。对输液操作、导管的管理必须严格执行无菌操作和无菌技术。除要检查穿刺局部有无感染外，还应严密注意体温的变化，每日测量体温、脉搏 4 次。如出现不明原因的发热，首先应停止胃肠外营养。

八、静脉留置针的应用及护理

静脉输液是治疗危重患者的主要手段。建立良好的静脉通路，才能在救治过程中使患者得到迅速、快捷的补液及给药。为了避免静脉的反复穿刺给患者造成痛苦，使用静脉留置针可以有效地解决这一问题。

1. 穿刺方法

静脉穿刺选择四肢浅表静脉及颈外静脉，常规消毒，绷紧穿刺点远端皮肤使静脉固定，取 15°～30° 的角度，针尖斜面朝上穿刺进针。确认有回血时，降低持针角度沿血管方向再进 1.5cm，固定针芯慢慢将塑料套管送入静脉内，拔出针芯并立即将套管与输液装置连接，用胶布固定留置套管于穿刺部位。

2. 静脉帽的使用

对需要每日进行静脉输液的患者，第一次静脉输液结束后，即可将消毒后静脉帽与末端接口旋紧，并用注射器从静脉帽末端的橡皮刺入，向套管针内推入稀释的肝素溶液，以防局部血液凝固，保证套管的通畅，用纱布保护套管针及静脉帽。患者再次输液时只需将静脉输液针从静脉帽末端的橡皮处刺入。

3. 静脉留置针的优点

（1）放置静脉套管针等于保留一条开放的静脉通路，这对需要随时做静脉输液的危重患者很有意义。

（2）减少穿刺局部的渗漏和静脉炎的发生。

（3）留置针可以在浅静脉中保留 5～7d，减少了静脉穿刺的次数，保护了患者的浅表静脉。

（4）减轻了护士工作。

（5）留置针套的管壁薄、内径大，液体流速快，适用于危重患者的抢救，躁动患者使用更佳。

4. 使用注意事项

（1）使用留置针前应严格检查包装和有效期。

（2）留置针的穿刺应选择在非关节部位，血管弹性好的地方。

（3）留置针固定要牢固，防止因患者的活动而脱落，并嘱患者注意保护。

（4）要经常观察穿刺局部的情况，注意有无渗漏及炎性反应，如有反应及时拔出。套管有堵塞时，要查明原因，必要时可拔管。切忌用力推注液体，避免血块进入而引起栓塞。

（5）重新输液或给药，均要先确认套管内无血块阻塞后再接液体，以免发生栓塞。在接液体时，注意防止空气进入血管。

（6）操作过程要严格按无菌技术要求，穿刺部位必须保持清洁。

九、静脉滴注药液外渗观察及处理

静脉输入药液外渗到血管周围的软组织中，轻则肿胀，重则引起组织坏死，造成功能障碍。发生药液外渗的后果与外渗物的性质、患者个体的状况有密切关系。另外，输注量、速度、持续时间、压力、药物浓度、组织压等也有影响。在危重患者、小儿及老人、糖尿病及血管病患者，一旦液体外渗，更易导致损伤。

（一）一般发生原因

穿刺不当致穿破血管，使药液漏出血管；患者躁动致针头固定不牢，危重患者休克，组织缺血、缺氧，致使毛细血管通透性增高，特别是在肢体末端循环不良部位，如手背、足背、内踝处等。

（二）不同药物外渗的处理

1. 外渗性损伤以血管收缩药物多见

此类药物外渗引起毛细血管平滑肌收缩，致药液不能向近心端流入，而逆流毛细血管，从而引起毛细血管的强烈收缩，造成局部肿胀、苍白、缺血、缺氧。处理措施：

（1）用肾上腺素能拮抗剂酚妥拉明 5～10mg 溶于生理盐水中，注射于渗液周围，以扩张血管。

（2）用复方利多卡因（0.2% 利多卡因 20mL、地塞米松 2mg、阿托品 0.5mg）在穿刺部位及肿胀范围做环形或点状封闭。

2. 高渗药物外渗

加 20% 甘露醇液、50% 葡萄糖高渗溶液进入皮下间隙后，使细胞膜内外渗透压失去平衡，细胞外液渗透压高将细胞内水分吸出，使细胞严重脱水而坏死。处理措施：

（1）发现药物外渗，应立即停止该部位输液。

（2）用 0.25% 奴夫卡因 5～20mL 溶解透明质酸酶 50～250U，注射于渗液局部周围，透明质酸酶有促进药物扩散、稀释和吸收作用。

3. 抗肿瘤药物外渗

局部疼痛、肿胀，可使细胞中毒死亡，致组织坏死。处理措施：

（1）抬高患肢，局部冰敷，使血管收缩、减少药物吸收。

（2）如形成水肿，局部常规消毒后用无菌空针将液体抽干，再用 75% 乙醇纱布加压包扎。

（三）静脉滴注药液外渗的预防

引起药物外渗性损伤的原因复杂，而且难以完全杜绝，但只要思想上高度重视并注意以下五个方面，就可将其减少到最低限度。

（1）处理液体外渗的原则是，处理越早，恢复越快；处理越迟，组织坏死的概率越大，所以，要密切观察注射部位，尤其危重患者意识不清时更应仔细监护，尽早发现，及时处理。

（2）熟练穿刺技术，尽可能一针见血。若为化疗药物，宜先滴注生理盐水，如局部无肿胀，确定针头在血管内，再注入化疗药物，注射完化疗药再推注5～10mL生理盐水。

（3）熟悉静脉注射药物的药理作用，浓度配制要适当。

（4）避免同一静脉多次穿刺、重复或长时间输液。

（5）对躁动不安的患者肢体妥加固定，以免针尖刺破血管造成外渗。

十、常用引流管的护理

外科引流是将人体组织或体腔中积聚的脓、血、液体或气体引导至体外或其他空腔脏器的技术。

1. 引流管的共同护理要点

在使用各种引流管时，都会引起患者心理和身体上的不适，操作前要向患者说明放置引流管的必要性和注意事项，针对患者的恐惧、不安等情绪进行心理疏导，使之有思想准备，主动配合治疗。

（1）在插管、更换敷料、换瓶或拔管等步骤中，均应严格执行无菌技术操作规程，以防感染。

（2）应保持管道通畅。各种引流管的固定必须稳妥、不受压、不扭曲。管子的长度要适当，足够患者翻身和坐起，防止管子脱出和引流不畅。

（3）体外引流管、引流瓶应每日更换1次。管、瓶、塞使用后浸泡消毒，擦去污迹和胶布迹。引流管应用探针疏通管腔使沉着物脱落，然后用水洗净。临床推广的一次性使用无菌引流袋符合无菌要求，使用方便。

（4）观察记录。在引流过程中，密切观察引出物的颜色、性状及量，并准确记录，如发现异常及时向医生汇报。

（5）防止逆流。引流瓶的位置不能高于患者插管口的平面，搬动患者时，应先夹住引流管。

2. 各种引流管的准备

引流管的作用方式主要是吸附、导流和虹吸。各种引流管的规格、质量和使用方法可以直接影响引流效果。管腔内径大，引流量多；管子越长，引流量越小；引流管的光洁度影响引流速度，因此在准备各种引流管时应注意：

（1）使用前要认真检查引流管的质量，符合要求后再使用。管子的软硬度要合适；质地过硬会压迫周围组织、血管、神经和脏器，导致出血或形成瘘管等并发症；质地过软，管腔易被压扁，影响引流。引流管的粗细、长度也要适宜。

（2）导管要配套，对双套管引流的导管，外套管、内套管、管芯、导丝等均应配套。用后注意保管，防止丢失。

（3）对带有气囊的管子，应事先检查气囊的质量，了解气囊的容积，使用时按气囊的容积注入相应的气体或液体。

（4）如在导管上开孔，两孔之间应保持一定的距离，开孔斜面不能超过周径的 1/3，防止管腔断裂，并注意边缘要光滑，避免损伤血管或内脏组织。

十一、胸腔闭式引流的护理

胸部手术或创伤所造成的血胸、气胸和脓胸等都要放置胸腔闭式引流管，目的是使气体、液体或脓液从胸腔排出，减轻胸内压力，重建胸腔负压，使肺组织充分扩张。

正常的胸膜腔内负压相当于 $3 \sim 10 cmH_2O$（$0.8 \sim 1.0kPa$），吸气时负压增大，呼气时负压减小。两侧胸膜腔压力保持平衡，使纵隔保持在正中位置。胸膜腔负压的存在，使肺保持向心回流。胸部损伤后，首先应恢复和保持胸腔内的负压，紧急做胸腔减压术排出气体和液体，促使肺脏早期膨胀，如果不及时处理，可迅速造成心肺功能衰竭。

（一）水封瓶的管理

1. 水封瓶的使用

这是利用半卧位达到顺位引流及虹吸原理，当肺组织本身扩张及患者有效咳嗽时，利用压力差，使胸部引流通过水封瓶排出气液。

2. 水封瓶的种类

水封瓶装置有一、二或三瓶方法，目前使用的不同装置，其原理基本相似。通常在手术室安置闭式引流管，但在某些紧急情况下，也可在急诊或病床旁进行，排气从第 2 肋间锁骨中线，排液从第 $6 \sim 8$ 肋间腋中线置胸腔引流管。

3. 水封瓶的观察与护理

（1）水柱波动的观察。吸气时胸部扩张，胸腔负压增大，瓶内液体就会被吸入玻璃管内，致使液面上升；当呼气时胸廓缩小，胸腔负压减小，液面就下降，所以，随着呼吸运动，玻璃管内的水柱就上下动荡，表明引流管是通畅的。①负压高的原因：水封瓶漏气；术后胸膜腔漏气；肺不张等。②无波动原因：有负压无波动，术后肺不张；血块堵塞；引流管位置不当；末端顶住无波动。③停在水平面无波动的原因：水封瓶与大气压相等；胸腔引流管脱落。④正压无波动，正好在呼气时血块堵塞。⑤管子脱落时无波动，结合临床症状听呼吸音。

（2）水封瓶的检查。①水封柱上升时用止血钳夹住，如有漏气，则水柱的水平面相等。②检查引流管是否通畅，如玻璃管内水平面随呼吸升降，或咳嗽时玻璃管内有微动，均说明引流管是通畅的。

（二）引流管的护理及管理

（1）患者取半坐位，使胸腔引流管保持低位引流，水封瓶放置患者胸部水平下 60～100cm 处，绝对不能高于患者胸部。

（2）手术后护送回病室或移动患者时，需用两把止血钳夹闭胸腔引流管，搬动时动作要轻柔，慎防引流管拔出。

（3）保持引流管通畅，术后初期每 30～60min 就要向水封瓶方向挤压引流管 1 次。引流管要避免受压、折曲、滑脱、堵塞。水封瓶长玻璃管水柱应随呼吸上下波动，正常的波动范围为 4～6cm。

（4）维持引流系统的密封性。为避免空气进入胸膜腔，水封瓶的长管应置在液面下 2～3cm 并保持直立位。胸壁引流管切口周围要用油纱布严密覆盖。如水封瓶打破应立即夹住引流管，但若水封瓶被打破时胸腔引流管正不断排出大量气体，则不应夹闭胸管，而应立即更换水封瓶，以免造成张力性气胸。

（5）密切观察引流液的颜色、性质，单位时间引流量。

（6）如引流量过多或肺泡漏气严重，根据程度可适当减小胸引流瓶负压，以防影响肺泡裂隙的愈合。

（7）预防感染。一切操作应坚持无菌原则，护理前要洗手，水封瓶内要装消毒水，每日更换水封瓶一次。

（8）拔管前须证实引流管内不再有气体、液体流出，胸部透视肺已完全扩张，听诊时呼吸音清晰，方可拔除引流管。拔管时先准备好换药敷料，在 7～8 层厚的纱布上放 4 层凡士林纱布，然后剪断固定引流管的缝线，嘱患者深吸气后屏气，在一手迅速拔除引流管的同时，另一手同时将准备好的敷料紧敷在伤口上，并用胶布贴牢，包紧多头带，以防空气进入胸腔。拔管后应经常注意比较两侧呼吸音，是否有渗血和漏气现象，气管有无移位等，并鼓励患者做深呼吸及肢体活动。

十二、脑室持续引流的护理

脑室引流是脑外科疾患治疗中的重要手段之一，可以起到调节颅内压、排放因颅内感染或出血所致的积脓或积血，以及通过脑室达到给药等目的。

1. 脑室引流的观察

正常脑脊液为无色透明、无沉淀的液体，颅脑术后 1～7d 脑脊液可略带血性，以后转为橙黄色，脑室引流要注意引流液量、性状，引流情况等。

（1）观察记录 24h 引流量及脑脊液的性状，如出血、凝血块、混浊等情况。如术后有大量鲜血或血性脑脊液的颜色逐渐加深，常提示脑室内出血。如术后发生颅内感染、脑脊液混浊，呈毛玻璃状或有絮状物。

（2）经常检查连接系统有无漏液的现象，要确保连接系统的密闭性。

（3）脑脊液引流是否通畅。引流通畅时，液平面有与心跳一致的波动；压迫双侧颈静脉时液平面上升，解除压迫时，液平面应回降。

（4）防止引流管脱落。应向患者说明固定的重要性，对意识障碍或理解力极差的患者，可以在头皮上以缝线将导管结扎固定，并适当对患者胸部或四肢加以束缚。

2. 保持设定压稳定

脑室压的控制是根据基准点来设定的，即仰卧位时外耳的高度与控制回路的流出点高度差来设定。成人正常颅内压为 8～18cmH$_2$O（0.78～1.7kPa）。颅内压不可过高或过低，过高会出现颅内高压危象，甚至发生脑疝；过低会导致颅内低压综合征。脑室引流瓶悬挂于床头，引流管的最高点应比侧脑室水平高出 10～15cm，以维持正常颅内压。如颅内压超过此水平，脑脊液即流出，从而使颅内压降低。为保持设定压稳定应注意：

（1）患者应保持安静。

（2）护士绝对不可自行抬高病床床头，调整头部高度及水封瓶高度。

（3）如抬高床头可不用枕头，同时要相应地提高引流瓶的高度。

（4）为预防设定压大幅度变化，在移动或抬高床头时先用止血钳将引流管夹住，这时切勿弄破引流管，事后注意立即解除关闭。

（5）变换体位或移动病床时，注意切勿使引流管折曲或夹在床栏杆之间。

3. 预防感染

（1）脑室感染的后果严重，而脑室导管是引起感染的途径，因此，在各操作环节中都必须在严格的无菌条件下进行，并注意保持室内空气的清洁。

（2）如发现纱布被脑脊液或血污染，应立即查明原因并及时处理，给予更换敷料或缝合。

（3）注意排出液的液面切莫超过引流管柱的顶端，如贮液瓶已满应报告医生，更换时注意无菌操作。

（4）注意引流管连接部切勿脱落、松弛或污染。引流管的连接管以稍长些为好，使患者头部有适当的活动范围。

（5）连接管如已脱落，切不可原样插回，应在无菌操作下予以更换。

（6）如引流管堵塞，只能用抽吸方法疏通，严禁向脑室内冲洗。

4. 并发症的预防

（1）急性硬膜下水肿。颅内压高的患者钻洞后装上引流瓶，滴速不宜过快，特别是原脑室扩大明显时极易形成硬膜下水肿、血肿而出现神经症状。

（2）脑损伤、出血。可由于插入的引流管刺激而发生。

（3）脑疝。颅后窝脑压增高时（幕下肿瘤），容易产生逆行性脑疝，而出现意识障碍等脑干症状，因此，在脑室引流过程中，一定不能让脑脊液过快流出，脑室引流管要置于脑室穿刺点上方 25～30cm 高度。

（4）感染。脑室炎、脑膜炎。

（5）血清电解质异常。控制脑脊液引流量，脑脊液的总量成人为 100～150mL。脑脊液由脑室内脉络丛分泌，每分钟分泌 0.3mL，每日分泌 400～500mL，每 6～8h 更新一次，每日分泌的量为全部脑脊液量的 3 倍，因此，每日引流量以不超过 500mL 为宜，如引流量过多可引起电解质紊乱。脑脊液含氯化物、蛋白质等电解质，如每日排出 150～200mL 脑脊液，电解质就可能失调。

5. 拔管指征及步骤

（1）脑室引流一般为 3～5d，放置 10d 是最高时限，不能再继续留管。

（2）将引流管瓶吊高到 20～25cmH₂O，也可将引流管夹闭 1～2d，以了解脑脊液循环是否通畅及有无颅内压增高现象，也可开放引流管测量脑压，如不超过 20cmH₂O（1.96kPa），可拔除脑室引流装置。如引流时间长不能拔除可从对侧做钻孔引流，如患者无不适，可先放出 1～20mL 脑室液，然后拔管。拔管时应严格消毒引流管周围的皮肤，拔管后用无菌纱布压迫引流口数分钟，或将头皮创口缝合 1 针。拔管后，要注意观察有无颅内压增高或局部有无脑脊液漏的现象。

十三、胃肠减压的护理

胃肠减压是胃管经鼻孔插入胃内，在其末端接上负压吸引装置，进行持续吸引，不断抽出胃肠内积液、积气，以达到降低胃肠道内压力的目的。

胃肠减压对某些手术的术前准备、术后处理都有益处。有时在术中应用，可利于手术操作顺利进行。胃肠减压必须保持通畅，才能达到预期目的。

1. 胃肠减压管的选择

（1）单腔管。由橡胶管或硅胶管制成，长 1.27m，管的顶端密闭，近顶端处每距 4.5cm 有一孔，共 4 个，各孔不在一条线上。管上于 45cm、55cm、65cm、75cm 处各有一刻度。管径粗细不等，常用的有 12、14、16、18 等型号。

（2）带有侧管的胃肠减压管。一般选用 F18 号管，其管径较粗，侧孔大。侧管的端孔可用于抽气或注水，抽吸作用柔和，不致损伤胃黏膜而导致胃肠道出血，气体可通过侧管的孔反复进出，防止胃黏膜贴向减压管孔造成堵塞，因此能连续不断地吸引。

2. 插管的技巧

昏迷患者无吞咽动作，胃管易盘在口腔。神志清醒的患者，虽然可以指导吞咽，但如气管切开，会厌不能随吞咽封盖喉口，而易使胃管插入气管内。反复插管会使黏膜充血、肿胀，甚至出血。

气管切开的患者下胃管时，应选择新的或者比较硬的中号胃管。也可将管子放入冰箱内 20～30min，稍硬后便于插入。

插入胃肠减压管之前，应检查患者的鼻孔，避开鼻息肉，注意有无鼻中隔偏曲。插管时抬高患者鼻尖直接将管插入咽后壁，患者头部稍微向前倾斜。当患者感到管子到咽部就做吞咽动作，每次吞咽时将管子向前插入一部分。如出现咳嗽，则张口呼吸暂停插入。一般成人，胃管插入 50～55cm 即应到达胃腔，并可通过抽胃液和注入空气证实。

3. 胃肠减压注意事项

（1）要了解所用减压器的结构，接管要准确，气箱式减压器的进气阀不能漏气，否则使空气或液体反流入胃肠道，造成严重后果。

（2）减压过程中要严密观察减压效果，并要保持减压通畅和连续性。胃管如有堵塞，可用注射器吸少量盐水冲洗管腔，使之恢复通畅。

（3）仔细观察引流液的量及性质。胃肠道手术后 24h 内，胃液多呈暗红色。如有鲜血持续吸出，说明胃肠道内有活动性出血存在，应及时采取止血措施。

（4）胃肠减压期间禁食、禁水，必要的口服药必须研碎后注入，夹管半小时，并且用温盐水冲洗胃管，防止阻塞管腔。

（5）为了了解患者体液是否平衡，应准确地记录出入量，供补液参考。在计算时，注意将冲洗管腔所用的液量计算在内。

（6）胃肠减压管的刺激和摩擦可导致咽喉部发生溃疡。要注意做口腔护理，经常更换固定管子的橡胶膏，胃管上涂以软膏，以免损伤患者鼻黏膜。

（7）鼓励患者深呼吸，吸痰，预防肺部并发症。

4. 拔管指征

（1）肛门排气。

（2）肠鸣音恢复。

（3）胃肠引流液逐渐减少。

（4）拔管前可先夹管试验，如无恶心、呕吐或腹胀方可考虑拔管。

第三节　机械呼吸的护理及人工气道的管理

机械呼吸是抢救呼吸衰竭的一项应急措施，是支持呼吸、改善通气和氧合的一种手段。它的应用在危重患者的急救中争取了宝贵的时间和条件。但是这些作用只有在全面有效的医疗护理措施的保障下，才有实现的可能，因此，它是 ICU 护理的重要内容。

一、机械呼吸及护理

（一）机械呼吸的病情观察及护理

机械呼吸应设专人护理，严格遵守操作规程，密切观察患者，并做好记录。

1. 意识水平

脑组织对缺氧的耐受性很差，机械呼吸的患者若通气不足或氧合不良，缺氧和二氧化碳潴留加剧，可表现为意识状态的改变，甚至昏迷。若呼吸机调节适当，可逐步纠正缺氧和二氧化碳潴留，神志转为清醒，各种反射逐渐恢复。

2. 血压

由于正压通气回心血量减少，因此可能出现低血压及心率增快，特别是吸气压力过高，吸气时间过长或呼气末正压（PEEP）过大且同时伴有低血容量症，此时应适当调整以上指标，并积极补足血容量。

3. 呼吸

对呼吸的频率、幅度，呼吸肌运动的观察有助于判断治疗效果。使用呼吸机后如调节恰当，则患者安静，自主呼吸与呼吸机同步；如出现烦躁不安、自主呼吸与呼吸机不同步，则应重新调整呼吸机参数，或检查气道有无阻塞或泄漏。机械通气时，两肺呼吸音强弱应相等，若胸部两侧起伏不等或一侧呼吸音减弱，应排除插管固定不牢，在患者躁动时滑入一侧支气管等原因，并给予相应处理。

4. 皮肤

皮肤潮红或表浅静脉充盈，经治疗后减退，提示二氧化碳潴留缓解，肤色苍白、四肢末端湿冷，可能是低血压、休克或酸中毒的表现。

5. 体温

体温升高通常是感染的表现。至少每 4h 测一次体温，必要时给予物理降温等措施，并应降低电热蒸发器的温度，改善呼吸道的散热作用。体温下降伴皮肤苍白、湿冷，则应注意发生休克，并找出原因。

6. 尿量

长期机械通气影响肾功能，常伴有少尿。一般随着低氧血症和高碳酸血症的缓解，肾功能的改善，尿量增多，水肿随之逐渐减退。每日应记录出入量。

7. 口腔护理

机械通气患者绝大部分不能经口进食，又由于患者抵抗力减弱，口腔内微生物大量繁殖。口腔内黏液又可流入气管内，从而诱发肺部感染，所以做好口腔护理很重要。为预防感染，每日需做 2～3 次口腔护理，并注意观察黏膜的变化，必要时将气囊充气后用凉开水进行口腔冲洗。

8. 血气监测

血气分析是判断肺通气和氧合情况的重要依据，是使用机械呼吸治疗监测的重要手段，所以要经常进行动态观察，尤其是在开始机械呼吸、重新调节参数或病情变化时，均必须检查。在抽取血标本时，如此前曾进行吸引呼吸道分泌物，或调整通气参数的操作，则应 20min 后再抽取血标本。采血后应立即进行测定，如标本不能及时送检，应放在冰水中保存。采血及保存过程中谨防标本与空气接触。抽血前注射器内的肝素应推尽，以免影响 pH 值的测定结果。

9. 通气过度

每分钟通气量过大可导致通气过度，而造成呼吸性碱中毒。此时患者出现兴奋、抽搐、肌痉挛，甚至低血压昏迷。对此应减少通气量，或适当增加管道无效腔或封闭部分呼气口。

10. 通气不足

主要由于各种原因引起通气量过低，如气源压力不足，气路漏气或气道梗阻等。临床上常表现心率增快、血压升高、自主呼吸频率减慢或增快、呼吸同呼吸机拮抗、胸廓运动幅度减小等。

11. 气胸

肺的压力损伤通常是由于潮气量过大或压力过高造成，多发生在有肺大泡、严重肺气肿等慢性肺部疾患病史者及肺部手术后。表现为气胸、纵隔气肿、肺间质气肿等。临床上，气道压力较高时患者如又出现憋气、发绀、心率增快、血压下降、呼吸困难等症状时要给予高度重视，警惕肺压力损伤的发生。

12. 心理护理

机械呼吸的患者，人工气道造成的咽喉不适是清醒患者难以接受的；加之语言交流的障碍及医务人员对非致命后果交代得不够清楚，造成患者很多的心理障碍，影响配合治疗。因此，需要护理人员在患者神志清醒，但有表达障碍的情况下，对各阶段的治疗耐心解释。护士要经常主动到床旁，认真观察病情变化，把床头呼叫器放到患者身边使他们有安全感，从而减少心理上的压力，增加治愈的信心。

（二）呼吸机的监测

密切观察机器运转的情况，及时观察它的各项指标，严密监视机械工作状态，确保患者的安全是护理人员的责任。不能完全依赖报警装置，如呼吸器报警失灵或关闭就不能发现可能发生的问题。因此，除注意报警外，还要密切观察各种指示仪表和显示。一旦发生故障要镇静，按顺序检查，如故障不能立即排除，首先应使患者脱离呼吸机。如果患者无自主呼吸，可使用简易呼吸器维持通气及给氧，保证患者安全，脱机在断电、停电和吸呼转换障碍时非常重要。

1. 检查故障的一般规律

（1）可按报警系统所提出的问题进行检查。

（2）如无报警可先检查电源，注意稳压器有无保护或故障，电源是否接紧。

（3）查气源，注意中心供氧压力或氧气瓶压力的变化，并注意空气压缩机的工作压力变化。

（4）空氧混合器是否通畅。

（5）查看连接部分是否衔接紧密，尤其是机器与人工气道、各管道的连接是否漏气。

2. 对气囊的检查

听：有无漏气声；看：口鼻有无"烟雾状"湿化的气体漏出；试：气囊放气量与充气量是否相等；查：套管位置有无改变致使漏气。

3. 气道压力的监测

气道压力表上的数值直接反映了通气道的状态，其数值的变化往往有重要的临床意义。气道压力报警是最常见的，其原因很多。

（1）吸气压力增高的因素。呼吸道有痰液滞留；患者气管痉挛，或并发气胸；气道异物阻塞或套囊脱落；输入气体的管道打折或被压于患者身下；输入气体管道内的水逆流入呼吸道，发生呛咳；人工设置气道压力"上限报警限"太低；胸部顺应性降低等。

（2）气道压力降低的因素。各部位管道衔接不紧；气囊漏气或充盈不足；供气不足等。如果排除气道梗阻和气胸，则气道压力过高通常提示肺顺应性下降。在这种情况下，绝不应使气道内压力＞60mmHg（8kPa），否则有导致肺泡破裂的可能。

4. 通气量的监测

呼吸机的作用主要是维持有效的通气量，通气量的设置要视病情、年龄、体重而定。为保证恰当的通气量，应经常监测每分钟实际呼出气量表的变化并与设置的通气量比较。通气量下降的原因有：①气囊漏气。②管道衔接不紧。③气源不足。

5. 氧浓度的监测

氧浓度要根据病情和血气结果来调节，一般不超过40%。如浓度＞50%，则不应持续超过1～2d，以免发生中毒。一般情况下，PaO_2维持在70～80mmHg（9.3～10.6kPa）即可，不必为追求过高的PaO_2而给予过高的氧浓度。

6. 监听呼吸机运转的声音

不同类型的呼吸机有不同的监测重点，监听呼吸机节奏或声响的改变是判断呼吸机是否正常运转的重要方面之一。比如定压型呼吸机，要监听呼吸机送气声音的变化，送气声音延长或不切换，可能有管道系统漏气或气源不足。吸气声变短，提示呼吸道阻力增大。多功能呼吸机报警说明有异常情况，必须立即处理，不能擅自关掉报警装置。

7. 检查呼吸道湿化效果

注意湿化瓶内耗水量，及时补充液体，螺纹管内及积水器中的积水要及时倾倒，以免误吸。

二、人工气道管理

1. 气管内吸痰

机械呼吸时由于人工气道的建立，使呼吸道纤毛运动失效；又因患者多数神志不清、反射迟钝，或即使神志清楚，也因声门失去作用，不能形成肺内足够的压力，因此，咳嗽反射减弱甚至消失。有鉴于此类患者自身难以清除淤积的分泌物，故正确、及时地吸痰，保持气道通畅是防止严重并发症的重要措施之一。

（1）一般采用40～50cm表面光滑、柔韧适度、头端有侧孔的吸痰管，其管径不宜过粗，外径应小于套管内径的一半以上，防止负压过大造成肺泡萎陷。

（2）吸痰动作要稳、准、快，避免损伤黏膜。将吸痰管下到底后，再踩吸引器，将痰管轻轻提出，一次吸痰便可以完成。切忌将吸痰管在气道内反复长时间地抽插，因为这样易造成黏膜损伤。吸痰管插入不宜过深，因强烈刺激支气管隆突部可引起反射性心跳、呼吸骤停。

（3）每次吸痰时间不要超过 15s，以免吸痰后出现低氧血症。危重患者吸痰前后要充分吸氧，痰多者不宜一次吸净，应与吸氧交替进行。

（4）痰少或无痰常是痰液过于黏稠或由于某些原因未能有效地将痰吸出。为保持呼吸道通畅，应每隔 0.5 ～ 1h 吸痰一次，防止分泌物阻塞。

（5）吸痰时痰管进入人工气道可引起呼吸困难，故吸痰前最好将气囊内气体放尽。

（6）对严重肺部感染伴有痰液潴留的患者，可行气道洗涤术，成人可向气道内注入 2% 碳酸氢钠溶液或 0.9% 氯化钠溶液 5 ～ 10mL。操作前提高氧浓度及通气量，吸痰动作要迅速，吸痰管在气道内停留应 < 2s。操作全过程最好同步心电监护，出现明显心电图改变及发绀应立即停止操作并给予吸氧。

进行有效的翻身、叩背是机械通气患者不可忽视的问题，它可改善通气 / 灌注比例，预防褥疮，促进痰液的引流。

在翻身的同时，应给予叩背，叩背时手掬起呈杯状，在胸背部进行有力的叩击。翻身时注意头部与人工气道及机械送气管道保持在一条水平线上，并注意固定人工气道防止脱出。

2. 气道湿化

正常的气管黏膜分泌黏液，呼吸道纤毛使黏液向上移动并排出体外，起到自净作用。这种黏液在温度 37℃、湿度 100% 的情况下，方可保持适当的黏度而易于清除。机械通气的患者由于人工气道的应用，失去了鼻腔的过滤、加温、湿化功能；同时每日由呼吸道丢失的水分达 450mL 左右，若得不到有效的加温、湿化，可导致气管黏膜干燥，降低纤毛的保护功能，增加分泌物的黏稠度，使之结痂更不易吸出。因此，患者必须吸入相当于体温的、经过水蒸气充分湿化的气体，才有利于呼吸道的净化。机械通气的气道湿化效果受气流量、室温及输气管道长短等因素的影响。

（1）电热蒸发器湿化吸入。①电热蒸发器一般要求每小时蒸发 20mL 左右。②温度以 35℃～ 38℃为宜。使用电热蒸发器加温时要监测患者吸气入口的温度并以其温度作为调节指标。此时加热器内的水温可达 40℃～ 45℃。③蒸发器与呼吸道的连接管不能过长，否则会降低吸入气温度。④对发热患者应降低加湿温度。加入湿化罐的水应是蒸馏水，切忌加入生理盐水，以免损坏湿化器。

（2）雾化吸入。超声雾化器是目前临床上使用最普遍的湿化装置。这种雾化方法对于使用人工气道，尤其对停机过程的患者更有意义。护理人员在做雾化治疗时将气雾对准气道开口，教会患者在呼气末缓缓吸气，在吸气末再屏气10s以增加雾粒沉降的机会。某些型号的呼吸机具有雾化装置，可在机械通气的同时进行雾化吸入。

（3）气管内直接滴入。在没有超声雾化器及其他加湿装置，或呼吸机无良好的加温湿化装置时，可用气管内直接滴注的方法，一般湿化液在200～400mL/d。痰液的黏稠程度和吸引是否通畅，是衡量湿化效果的可靠指标。如果痰液稀薄无痰痂说明湿化满意，患者出现频繁咳嗽，分泌物稀薄、量多，提示湿化过度。在间断停机或停机观察阶段的气道湿化也不能忽视。此时吸入气体无鼻腔及上呼吸道的加湿作用，要特别注意室内的空气湿化及气道内湿化液的滴注，或进行雾化吸入治疗，并要及时吸痰，以保持呼吸道通畅。

3. 防止气道阻塞

（1）气囊脱落。导管气囊滑脱可堵塞导管出气口形成活瓣，机械正压进入肺的气体不能呼出，可很快导致患者窒息死亡。因此，选择套囊时应与套管型号相符，并在套囊外留部分测量长度做好标记，以判断套囊有无移位。

（2）管道扭曲。聚氯乙烯一次性套管可发生扭曲，因此，插管前要注意充气用的侧细管位置，并做好标志（一般在9点处），以此位置判断有无扭转。

（3）管腔内异物造成管腔内部分或完全阻塞。气道分泌物形成痰液堵塞是最常见的原因。气管切开时，如用金属套管，要注意清洗内套管。最好准备有同型号管芯两个，交替使用，管芯采用流水冲洗法清洗较为安全。

4. 防止气道压伤

人工气道和气囊的压迫可引起声带或气管的水肿、溃疡、肉芽肿形成以至狭窄。气管黏膜溃疡可发生于导管气囊压迫部位及导管头端摩擦气管壁的部位，对此患者可诉疼痛。因此机械呼吸时，最好选择高容积低压套囊，或双囊套囊。当套囊压力在30mmHg（4kPa）时，相应部位气管黏膜血流减少，压力在50mmHg（6.7kPa）时血流完全中断，尤其在低血压时对患者的危害更大。所以，充气量大而压力低的气囊，可在使单位气囊壁承受压力最小的情况下，有效地封住气道。气道力宜维持在低于毛细血管充盈压的水平，即＜25mmHg

（3.3kPa）。现多认为气囊充气量掌握在以允许少量漏气的水平为佳，即在吸气高峰时允许 50～100mL 的气体自气道溢出，这时气管壁受压部位的缺血最轻。插管或气管切开前，要检查气囊是否完整、漏气，气囊与套管是否相符，并先注入气体，了解气量和压力，以减少盲目性。在使用橡胶套管时必须注意每 4h 放气囊 1 次。不使用呼吸机时气囊则不必充气，但进食时气囊应无气，以防吞咽时食物或液体误入气管。

5. 气管切开护理

气管切开是较理想的人工气道，使用机械呼吸时，气道阻力小，解剖无效腔也小。切开早期要注意局部出血及皮下气肿、纵隔气肿等发生。后期注意伤口感染、气道阻塞、气管食管瘘、气管肉芽肿等并发症。对此，护理上要求做到：

（1）带橡胶套囊的套管要每 4h 放气 1 次，并将充气细管的位置做一标记，随时观察其深浅度，防止套囊脱落。

（2）内套管应每日煮沸消毒两次。最好备同型号内套管在消毒时交替使用。

（3）保持套管外清洁，每日应对切口周围皮肤进行清洁消毒。外套管至少要两周更换 1 次。

（4）及时进行痰液的吸引及充分湿化，保持气道畅通。

（5）床旁应备急救物品，尤其在切开早期。

6. 气管插管的护理

气管插管多用于临床危及生命的通气障碍患者，一般维持 6～7d，否则，过久地压迫声门和气管黏膜可致缺血、水肿、糜烂、出血或坏死，因此，护理上要求做到以下七点：

（1）为减轻插管对咽后壁的压迫，头部宜稍后仰，并定时轻轻左右转动头部。

（2）为保持插管深浅适度，可在其入口处做一标记，便于发现导管移位。

（3）为防止气囊长期压迫黏膜，应每 4h 放气囊 1 次，要采取小容量充气。

（4）吸入气体应注意充分湿化。

（5）口腔护理每日 3 次，必要时做口腔冲洗，冲洗时将气囊充满。

（6）吸痰管宜选用长约 50cm，质地适宜的塑料管，以便充分吸痰。

（7）经鼻孔插管口径小，痰痂极易阻塞管道，对此充分地湿化与吸痰更为重要。

7. 拔除人工气道

决定拔管时应向患者讲清楚程序及要求，并在拔管前充分湿化、叩背和吸痰。气管插管的拔管过程如下：

（1）先吸净气道内痰液，然后吸净口腔、鼻腔内分泌物。

（2）提高吸入氧浓度。

（3）放气囊，再次吸净气管内及气囊上可能存留的分泌物。

（4）让患者深呼吸，在吸气时轻轻将管子拔出。

（5）继续从口腔或鼻腔吸痰，并给予吸氧，鼓励患者深呼吸和咳嗽。

（6）拔管后的监护。①喉痉挛：这是一种较常见的随拔管而出现的问题。因声带痉挛导致气道梗阻，因此应备好插管急救设备。②拔管后因声门水肿可出现声音嘶哑、咽喉疼痛，要给予蒸汽吸入，激素和抗生素等药雾化治疗。③注意吸入气体的湿化和加温，掌握好给氧浓度，必要时配合面罩给氧。拔管并不代表治疗的结束，而是新阶段治疗和护理的开始，只有正确的治疗和严密地观察护理，才能帮助患者进一步康复。拔除气管切开套管与拔除气管插管有所不同，拔除气管切开套管前，先试行部分堵管，再予完全堵塞，只有患者完全能够耐受时，才能拔管。拔管后局部伤口用油纱敷料覆盖。

三、机械呼吸感染的预防

对机械呼吸过程中呼吸机及其配件的消毒，在操作过程中严格执行无菌技术，是预防发生肺内感染的重要环节，也是取得机械呼吸治疗成功的保证。

1. 加强消毒隔离工作

气管切开时，应做好房间消毒，术中、术后应尽量减少人员流动，严格控制探视人员。术后每日做好房间、空气及地面消毒或采用空气净化器等洁净措施。

对接受机械通气治疗的患者，医护人员要严格执行无菌操作，每次操作或接触导管前后均应洗手或戴手套。

2. 吸痰的无菌技术操作

（1）每位患者应单独地准备一套吸痰用盘，其所有用物均应24h更换、消毒1次，并专人专用。

（2）吸痰管要高压灭菌或煮沸消毒，一根管只能吸引1次。口腔吸引后的痰管切忌再用于气管内吸引，痰管用完在消毒液中浸泡后清洗。

3. 套管的清洗及消毒

（1）每日更换和煮沸消毒内套管 1～2 次，煮沸前应在流水下清洗表面附着物。

（2）导管口在停机时应盖双层盐水纱布，防止空气中的细菌、灰尘及异物吸入气道。敷料及周围皮肤应保持清洁、干燥并经常更换敷料。

（3）长期使用机械呼吸、气管切开的患者应定期更换气管外套管，进行彻底清洗消毒。

4. 湿化器及湿化液

（1）用于湿化的液体，必须保持无菌，药液应在 24h 更换，湿化液要注意保存方法并注意失效日期。

（2）每日加湿化液或雾化液前要倒掉残存的药液。湿化器每日要冲洗，保持湿化器装置的无菌状态。管道及积水器中的积水要及时倒掉，防止逆流入气道。

5. 机械及配件的更换与消毒

（1）停止使用的呼吸机必须将其气路系统进行彻底的终末消毒，即将所有管道（包括主机内部管道系统）逐一拆下彻底消毒后再装好备用。

（2）持续应用呼吸机治疗时，应每 24h 更换一套呼吸管路，尤其是连接导管开口处的短管更应注意消毒。

（3）按要求定时更换或消毒呼吸机中的空气细菌过滤器、传感器和吸入气体过滤气体管道等。

6. 防止误吸

因气管套压迫食管，胃管的插入阻止了食管下段括约肌的收缩关闭和气管切开后声门关闭受到干扰等原因，机械通气患者常有误吸现象发生。为了减少食物反流和误吸的机会，尤其在进食时床头最好抬高 30°～45°。

第四节　危重患者的护理要求

一、危重患者的护理要求

危重患者身体虚弱，病情重且变化迅速，随时有危及生命的可能；同时患者还常预感不测，充满恐惧和焦虑，求治心切；清醒患者常因置于生疏的环境，复杂仪器监测和治疗，会造成严重的心理失衡，疾病发展到后期可有神志改变和大小便失禁。因此，应为患者提供优质服务，最大限度地发挥设备效率，提高抢救水平，维护机体功能，提供安全有效的护理。在危重患者的急救工作中，护理人员不仅要观察患者生命体征，还要对其心理需求、生理反应做出合理的分析、判断，进行解释和应急处理。

1. 心理护理

危重患者面对"死亡威胁"，十分惊恐不安。周围生疏环境中医务人员的紧张气氛，抢救性有创操作带来的痛苦，各种监护、治疗措施造成的感觉阻断，以及不能接触亲人、与社会隔绝等因素加重了患者沉重的绝望心情。这时生存的需要、安全的需要高于一切。抢救工作中要忙而不乱，动作敏捷轻巧，以增加患者的安全感。要注意保护性医疗，不能用语言或非语言形式流露无法抢救的信息，尽量守护在患者床旁，减轻或消除患者的心理压力。伸手相握，低语安慰、鼓励能给患者很好的精神支持，有利于提高抢救的成功率。

2. 全力抢救

危重患者的抢救需要集中优势的诊疗护理力量及有系统的监护设备，在病情发展的随机处理中，大量信息来源于护士，所以，必须熟悉有关仪器设备的性能、操作程序，还要注意各种监测项目的数据，分析检验指标的临床意义。这样才能不失时机地做出正确判断，随时与医生联系，采取针对性措施，并建立严格的病情记录与交接班，以利于连续抢救工作。

3. 认真记录

在危重患者的护理中应对病情详细记录，重点在以下六个方面：

（1）意识状态、瞳孔直径及对光反射、肢体活动状况等。

（2）血压、脉搏、心电图，周围循环，皮肤色泽、温度。

（3）呼吸状态、吸入氧条件、呼吸频率、血液气体分析。

（4）血糖、电解质等最近一次检查的结果，现有静脉通路及输入液体种类、滴入速度和所使用的药物。

（5）各种引流管是否通畅，引流液的量及颜色，注意单位时间内的变化。

（6）体温、药物过敏史、专科护理要求。

4. 减少病痛，提高患者的适应能力

危重患者常承受抢救性有创操作及固定于监护仪下而失去自控能力之苦，

护理工作能填补其体力不足，改善躯体不适，减轻患者痛苦，如协助肢体松动或给予按摩，使用便器不紧张费力，保持床垫的清洁及躯体的舒适度等，均是危重患者的时刻需要。患者的抵抗力降低，护理人员必须严格执行各项无菌操作规程，严防交叉感染和并发症，注意室内空气的消毒和器械、机械的消毒都是保护患者安全的重要措施。

5. 重视全身营养，防止脏器衰竭及并发症

患者在应激状态下，机体代谢亢进，必须及时补充所耗能量，防止负氮平衡和病情恶化。不能进食者尽量以鼻饲代替胃肠外营养，并注意维持电解质平衡。此外，应针对病情给予对症处理，如皮肤的完整性，舒适体位，排痰、吸痰，保持气道通畅，促进排泄等，尽一切可能减轻脏器负荷，维护机体功能。

二、计划护理和护理计划的制定

新的医学模式要求扩展护理工作的范围，强调根据患者的需要去解决患者的问题。由于患者是个体和心理、个体和环境因素相互联系的一个统一体，因此，必须用整体的观点来指导对患者的护理工作。就重症患者而言，对器质性疾病的监测护理十分重要，但同时还要关心患者对疾病的反应，因为他们比轻症患者更易受到家庭、社会、经济等方面的影响。当这些因素严重影响了患者的心理状态时就会促使病情恶化，应该引起护理工作者的高度重视。为帮助危重患者解决健康问题，护士必须对患者的情况进行全面观察、分析，找出问题的原因，并制定相应的计划以达到解决问题的目的。为不断提高危重患者护理质量，达到较理想的护理目标，必须通过有次序、有系统的护理程序来实施。

（一）护理程序

护理程序是现代护理学中新的概念之一。护理程序的学说认为，对患者的护理活动应是一个完整的、综合的、动态的、具有决策和反馈功能的过程。具体分下面五个步骤实施：

1. 估价

估价阶段是护理程序的起点和基础，它通过与患者交谈及护理体检等，从各方面有步骤、有计划地收集资料以评估患者的健康情况及对疾病的反应，为做出护理诊断和护理科研提供客观的、有价值的资料。

2. 诊断

把估价中的各项资料进行分析与解释，由此得出关于患者的需要、存在的问题及对疾病反应的综合性结论。护理诊断的内容通常包括 3 个组成部分：健康问题（Problem）、产生问题的原因（Etiology）、症状和体征（Signs and symptoms）。归纳为 PES 公式。

3. 计划

这阶段的工作是采取各种措施来预防、减轻或解决护理诊断中的各项问题，包括确定护理目标，建立护嘱，并写出书面护理计划等。

4. 实施

实施是按护理计划将各项措施落实于护理工作中的过程。在实施中进一步鉴定护理诊断的准确性、可行性。

5. 评价

评价是对上述护理过程的客观效果进行分析、总结。它不是护理过程的结束，而应贯穿在整个护理过程之中。在实践中，常集中表现为某一阶段或某一重要护理措施的小结。

以上 5 个阶段在实际工作中，是互相作用、彼此依赖、不可分割的。

（二）计划的制定

计划是护理程序的第三个步骤，是对患者进行护理活动的指南，它是以护理诊断为依据，设计如何使患者尽快地恢复健康的计划。

计划是护士对如何护理每个患者进行交流的一种方法。它以共同的目标、集体的努力来代替不协调和分散的活动，用协调一致的工作程序，用深思熟虑的决策代替随机、零星护理活动的步骤，从而有效地利用人力、财力、物力和时间，取得护理工作的最大效益。

1. 确定护理重点

现代护理学的发展要求按新医学模式来考虑疾病的发生、发展和转归。心理学家马斯洛提出的人的基本需要已成为护理程序的重要理论基础之一。马斯洛认为，人的身心健康取决于人的一些基本需要是否得到满足，而这些基本需要是相互联系的，从最基本的生理需要，到进一步的安全需要、爱与有所归属、尊重与自尊等，最后达到高层次的自我实现，呈由低到高的层次状态，一般在满足低层次需要后才考虑高层次需要。根据 MaSow 的需要层次学说，分轻、重、缓、急，确定先后顺序，是制定护理计划的一个指导思想。

（1）患者的生理需要。在确定护理重点时对危重患者首先要注意其基本的生理需要问题。其次注意可能造成对健康有害的情况，然后确定只需要护士稍帮助即能解决的问题。

（2）患者急需帮助解决的问题。有些问题对护士并不重要，但对患者却关系极大，应尽量地予以解决。

（3）与患者的总体治疗计划一致。医疗和护理的总和组成了治疗的整个过程，护理计划必须和总体治疗计划一致，才能协同增强疗效，促进患者的康复。

2. 建立护理目标

所谓护理目标是指通过护理活动所要达到的最理想的结果，一个明确的目标可增加护理的连续性。目标须以患者为中心，清楚、简洁、可观察及测量，有时间限度。

3. 制定护理措施

护理措施是落实计划的具体过程，一个理想的护理计划能为护理患者的具体行为提供科学的、详细的、明确的指导。

（1）根据病情体现个体化护理。护理计划应根据每个患者病情的特殊生理和心理需要而制定。要注意围绕护理诊断和目标，考虑病情的严重程度及患者家庭的有利因素和不利因素，使每份护理计划都有鲜明的针对性。

（2）护理措施的组成部分。要达到确立的目标，护理措施须写得尽可能清晰、简洁。为保证能正确执行，护理措施应包括：应做什么？怎么做？谁去执行？什么时间？使执行者一看就能明白。总之，护理计划的制定必须能促进个体化的护理，使护理保证连续性，便于交流及评价护理质量。

（3）计划的指导性。实用性很重要，应及时评价、及时反馈、及时修改修订计划，必须对患者情况进行重新估价，提出新的护理问题，制定新的护理目标，采取新的措施，才能使护理计划真正成为护理活动的指南。

（4）计划的书写。在实际工作中，对危重患者的护理往往在书面计划尚未完成前即已开始实施，即使有一个较完整的护理计划时，也只是系统护理的一个基础框架。为使计划成为指导护理人员达到目标的蓝图，它必须拥有患者最新、最多的信息，并要随着病情的演变和转归而不断地修订。护理计划的制定必须深入临床了解患者，制定切实有效的护理措施，满足患者的需要，通过护理计划的制定，确保计划护理的连续性和有效性。护理计划必须有书面内容，书写时主要包括病理诊断、各种护理措施（即护嘱）、各项护理活动的具体时间安排、护理目标及完成目标的时间，还有护理结果评价等项目。为使护理计划简洁明了，便于统一评价和修改，将其制成表格是一个较好的方法。

三、重症患者护理记录

重症护理记录是记录危重患者的病情变化，以帮助诊断和治疗。这些危重患者及大手术后患者，多有语言障碍和意识障碍、生活不能自理、大小便不能控制、肢体活动不便等情况，再加上这些患者的病情变化快而复杂。因此，需要在临床护理工作中认真观察并详细填写各项记录，如患者的神志与生命体征、饮食及大小便、对特殊治疗的反应及效果、液体平衡状态等。

1. 重症护理记录的内容

（1）体温、脉搏、呼吸、血压。测量的次数和时间可按重症护理常规的要求或根据病情需要进行测量，并给予记录。

（2）临床所观察到的客观体征、病情变化及患者的主诉、感情的状态等。

（3）给药的方法。如口服、皮内、皮下、肌内或静脉注射，输液、输血，以及特殊用药和特殊护理等。

（4）输入量及排出量。输入量包括进食、进水及静脉补液量，排出量包括大小便、呕吐物与引流物量。

（5）要记录患者失常情况，以及所有的侵入性治疗。例如：深静脉穿刺、有创性动脉测压、插胃管、插尿管等都要有详细记录。

2. 重症护理记录的要求

（1）真实性。护理记录单是医疗文件的一部分，是治疗和科研、临床教学、护理工作经验积累的可靠资料；也是法律上的参考依据，在发生医疗纠纷时要依靠其中的记载判断是非，所以，记录要保持整洁，不可污染或缺残。护士在填写时，要如实地记载所观察到的病情变化及对病情进行客观检查和处理的各种结果。记录的措辞必须正确、简洁、具体，字迹必须端正、清晰、易于识别。记录后应签名，不准任意涂改。

（2）及时性。重症护理记录用于危重患者，他们的病情变化快，护理人员在进行抢救或观察治疗的同时应及时进行记录，严禁补记和追记。护理记录是分析病情变化的重要依据，因此，要依据治疗进展情况及时进行小结，至少每班小结一次。如及时、准确小结液体出入量和各项排出量，对了解心脏病、肾脏病、胃肠道病、手术后及大出血等患者的体液平衡情况有重要意义，医生可藉以及时考虑增加或减少液体的输入量。护士通过小结能了解各种治疗完成情况，有助于及时给予调整，使全天的治疗能按医嘱完成。

（3）准确性。各种治疗完成时间，病情变化的时间，给药的浓度、时间、部位、方法及病情变化的程度、液体的出入量等均应使用标准、具体、准确的语言。能用度量衡表示的不用"很多""大量"这种含混不清的形容词。对患者的行为表现应列举事实而不用判断。例如，不要记录"患者不合作"，而要记录"患者拒绝改变体位"或"患者拒绝进早餐"。对药名、治疗或护理操作等要写清楚，不要有错别字以免发生差错。对患者服药或患者进食的情况要待患者真正服完后再记录，而不可先记录后执行。

四、危重患者的护理安全

为患者创造安全的环境，提供优质服务是每个护理人员的职责。因此，树立安全护理人的责任意识，使患者在医院得到最好的服务，是护理工作性质决定的护理行为宗旨。护理质量的形成是一个复杂的过程，在这个过程中，有许多相联系相制约的因素，其中安全问题是一个重要环节，没有安全就谈不上质量。因此，护理队伍中每一个成员均应牢固树立安全的质量意识，从各方面保证患者的安全，随时用这种高度的责任感指导一切护理活动。

为了达到这一目的，一方面，护士要凭借自己的业务知识和护理技术操作能力，自觉履行职责，遵守规章制度和操作规程等来保障；另一方面，还必须加强安全服务的意识教育，抓高危事物的重点进行管理，强调持之以恒、毫不放松，并辅以科学的督促、检查、考核程序，使调控机制连贯，保证其经常性和权威性，形成高度戒备、井然有序的良好气氛，为安全护理提供基本条件。

1. 患者生活环境的安全

当患者离开他们熟悉的环境进入一个陌生甚至惧怕的环境中时，特别需要得到帮助。护理人员要认真分析病情和患者心理，给予相应的护理。

意识程度是决定患者需要的护理等级和护理量的重要依据。重患者或老年患者反应迟钝，判断力、听力、视力减退，定向力障碍，常常出现反常行为；神经损伤患者的保护性反射下降；瘫痪患者肢体或全身活动受限，感觉功能障碍等，这些患者的环境适应性明显下降，在患者接受治疗期间，尤其服用镇静药后，往往不能正确认识所处环境。

根据护理活动的实践经验，列举与护士有关的安全问题。

（1）对神志不清或丧失意识的重患者的贵重物品、钱财注意保管并有交接手续。

（2）对所有昏迷或危重患者应加床档。

（3）危重患者应选用低床或护理人员离开患者时将床降到低位。

（4）患者的呼叫器状态良好，并放置到最容易取到的位置。

（5）危重患者，尤其神志障碍患者床单位的物品应简单、清洁、整齐。锐利的物品、暖瓶应远离患者，床旁氧气筒应固定牢固。

2. 预防患者发生意外

（1）重症患者要特别注意防止发生意外，如坠床、摔伤、烫伤、义齿的吞入、拔除管道等，必要时给予制动。要根据病情确定应采取的方式，保证被捆绑的部位或周围仍可活动，并要经常检查肢体循环、感觉及运动情况。

（2）重症患者受疼痛、焦虑、疾病的折磨在心理和生理上都使之很难适应环境，而易产生恐惧、悲观心理，这就需要护理人员的心理支持和鼓励。要摸准心理变化，防止自伤、自杀、坠楼等意外。

（3）患者接受治疗后尤其服用镇静药后，不能正确地认识环境；患者突发疾病造成身体部分的功能障碍尚未适应，对自己能力的错误估价，可产生意外的损伤，因此要告诉患者，有困难或下床前应寻求护士的帮助。

3. 护理活动中的安全服务

在护理活动的整个环境中，常存在多种不安全因素，稍有失误，即可造成严重的不可挽回的损失，因此要特别注意。

（1）护士单独值班期间，要负责整个病区的治安问题，如防火、防盗，防止一切坏人的破坏和犯罪活动。

（2）掌握监护仪、呼吸机、吸引器等的正确应用。

（3）具备常用电器设备电源安全及用电常识。

第五节　危重患者的心理护理

一、危重患者一般心理特点及心理护理

（一）危重患者一般心理特点

危重患者病情险恶，心理反应强烈而且复杂。心理反应的强弱和持续时间的长短，不但取决于疾病的性质、严重的程度、对症状的改善，以及对治愈的预期，也受到患者对自身疾病的认识，以及患者的心理素质、个性特征、文化水平、家庭经济状况等多种因素的影响。此外，个体对疾病信息的敏感性，以及对疾病所造成痛苦的耐受性和社会因素的影响，也会使其对疾病产生不同的心理状态。强烈的心理反应，表现为有明显的情绪反应或同时伴有行为反应，如喊叫、呼救、躁动等。还可见到极端的负性情绪反应，如木僵状态。有的患者还采用不良心理自卫机制，如迁怒于护理人员。有些患者不仅有情绪反应、行为反应和自我防御反应，还有因疾病引起的精神障碍，如烧伤后的患者，可出现幻听、幻视和罪恶妄想，精神活动减退的抑制状态。危重患者常见的心理特征如下。

1. 紧张与恐惧

危重患者多是突然起病，或突然遭受意外，或者在原来疾病的基础上，病情加重，往往生命危在旦夕，常表现出紧张与恐惧，心理反应强烈。由于致病原因不同，所以表现出不同的特点。

（1）事故导致意外的患者。因责任事故、技术事故或过失导致意外受伤者，往往表现急性心理创伤后的"情绪休克"状态，不言不语、无呻吟、表情淡漠、木僵、缄默、紧张、惧怕面容，有的拒绝救治。

（2）急性创伤致残、意外事故毁容或脏器损伤的患者，由于对疼痛、死亡和病情恶化的惧怕和对日后残废、生活能力丧失的担心，常表现出惊慌和恐惧的心理，他们对医护人员提出过急过高的要求，迫切希望得到最好的救治，达到他们所理想的治疗效果。

（3）急性心衰、急性心肌梗死和肺梗死的患者，发病时由于心前区、胸前区疼痛，患者往往手捂胸前、面色苍白、出冷汗、屏气、闭眼，不敢抬手抬腿，

更不敢翻身，这种濒死的体验，使患者陷入极度的恐惧而难以自拔。

（4）休克患者往往面色苍白、大汗淋漓、四肢冰凉、表情呆滞，严重者濒临死亡，患者可有烦躁不安，甚至超限抑制。

（5）昏迷患者一旦抢救脱险，神志逐渐清醒，多种心理问题随之而来，如怕留有后遗症，怕再度昏迷陷入险境，心理负担较重。

（6）急性感染患者，如大叶性肺炎，常表现高热、胸痛、咳嗽和咳血痰等症状，患者可紧张恐惧，拒绝说话，不敢深呼吸及咳嗽。

（7）大量呕血、咯血，如食管静脉曲张破裂出血、支气管扩张破裂出血等患者，精神常高度紧张和极度恐惧。

2. 焦虑

焦虑常发生于患者对病因、疾病转归和治疗效果不明确的情况下。危重患者只要神志清楚，均有不同程度的焦虑。常表现为烦躁不安、敏感多疑，激怒性增高。焦虑心理主要是对自己伤病转归担心，如大出血患者对立即手术缺乏心理准备，惧怕手术与求生欲望的矛盾，使之产生严重的内心冲突而焦虑不安；急症住院患者，突然与家人和工作单位隔离，一时难以适应医院环境，出现分离性焦虑；事故导致意外，外伤和烧伤患者，自我完整性破坏，有时需要截肢或整容时，患者则产生阉割性焦虑，担心将来可能影响工作和家庭生活，以致忧虑忡忡而不能自拔。在临床治疗过程中，患者表现出的最常见的心理反应形式是抑郁，轻者对外界事物的兴趣下降，重者则常放弃治疗，甚至自杀。

3. 孤独与抑郁

危重患者多数是急诊入院，对离开家庭和工作、入院后的陌生环境缺乏心理上的准备。尤其是 ICU，与外界隔离，家属探视时受到病情和时间限制，医护人员与患者谈心的时间不多，在这种环境里病情稍有好转，患者就会产生孤独感。加之病房内各种抢救器材，如氧气、吸痰器、呼吸机、急救车等，也容易使患者触景生情，感到自己病情严重，担心病情是否能好转，忧虑工作、家庭、生活，思绪万千，从而产生抑郁，严重者可萌发轻生念头。冠状动脉循环障碍者，偶可出现幻听，也可出现妄想状态，这就更增加了心理问题的复杂性。

4. 愤怒与抗治

有些患者尤其是意外伤害者，多面带怒容，双眉紧锁，由于愤怒可表现尖叫，迁怒于医护人员，服毒自杀未遂者常更暴躁、易怒，可喊叫不止，因委屈和挫折而失去自制能力。自感救治无望和自杀未遂的患者，常产生抗拒治疗的心理。

5. 期待与依赖

危重患者由于身体的衰弱，生活自理能力差，又渴望生存，期望迅速康复，患者角色强化，往往一切以自我为中心，对医护人员、家属、朋友依赖性增强，期待得到更多的照顾。

6. 冲突

长期慢性疾病，如风湿性心脏病、冠心病、慢性阻塞性肺气肿等，病情反复发作而住院，在急性发作时，既惧怕死亡又怕麻烦他人，而产生求生不能，求死不成的动机冲突。伤残、毁容、生殖器损伤或截肢的患者，"自我概念"受到威胁，怕失去生活自理能力，怕失去自己心爱的工作，怕失去被爱的权利，产生既盼望早治疗又怕终生残废连累他人，既想接触社会又羞于见人的种种冲突心理。

（二）危重患者的一般心理护理

危重患者的心理护理是在护理人员与患者相互交往中进行的。通过护理人员的心理护理知识与技术，改善患者的心理状态与行为，使之有利于康复。

1. 稳定情绪

对于危重患者，时间就是生命，必须分秒必争，尽快救治。同时也应牢记，这类患者情绪反应强烈，而情绪对疾病又有直接影响，因此稳定患者的情绪是不可忽视的工作。

护理人员要富有责任心、同情心，要熟知危重患者的心理特点。得到紧急信息应立即前往探询患者，切记要礼貌、诚恳和自然地询问患者或家属的有关情况；要沉着、稳重、严肃、有序地进行抢救护理，这样可以稳定患者的情绪。应特别指出，在患者面前不可说"这么重""怎么办？"之类语言，也不可搓手顿足，面带难色。

对患者和家属要关怀尊重，从举止言谈上给患者及亲属以适当安慰和必要的心理指导，减轻和消除他们的紧张。要严密观察患者的生命体征，沉着、熟练地与医生密切配合。对于生命体征不平稳、生命危在旦夕的患者，切不可在患者面前谈论病情，只能单独向家属作交代，并提醒他们不可在患者面前流露，做好保护性医疗工作。

2. 理解支持

对危重患者要理解，并能谅解其过激行为。对于自杀未遂者不能训斥、嘲讽、讥笑，更不能迁怒。在抢救的恢复期，要对其进行认知疗法，改变错误认识，树立正确的人生观，改善其心理状况。对伤残患者可进行疏导心理疗法，从而调动患者的主观能动性，积极配合治疗护理，以达到身心两方面的康复。对身心疾病患者，要进行双重治疗，在进行积极的生物学治疗同时，也要进行心理治疗。患者亲属的言行举止直接影响着患者的情绪，所以还要指导患者家属如何配合医疗护理工作，如何支持鼓励患者，提高患者战胜疾病的信心。要求他们及时向医护人员反映患者的心理问题，对患者的合理要求，应尽量给予满足，以利康复。

3. 优化治疗环境

尽力创造优美、舒适的治疗环境，如室内色调应是使人情绪安静、平稳而舒适的冷色，如蓝色、绿色。要保持室内安静，创造一个安全、可靠、和谐的气氛和环境。

二、ICU 中患者的心理问题及心理护理

ICU 是收治各类重症患者的专科，它以现代的仪器设备、先进的医疗护理技术对患者实施严密的监护和集中的治疗护理，在有利于提高抢救成功率的同时，也提出了心理护理学中的新问题。

（一）监护病房中影响心理反应的因素

住进 ICU 的患者都是危重病者，尽管患者在这里有最全面的治疗及护理照顾，但同时也最容易发生不良的心理反应，这些心理反应受到多方面因素的影响。

1. 疾病因素

疾病显然与躯体及精神两方面因素有关。心脏科与神经外科的危重症患者所引起的精神反应发生率较高，主要由于心脏疾患时心功能代偿不良而继发脑供血不足及脑缺氧之故，临床上可发生不同程度的谵妄等表现。电解质紊乱及有毒的中间产物蓄积也能引起类神经症症状，如情绪不稳、抑郁、疲倦、萎靡、乏力等。精神方面，主要因对疾病本身过度担忧而引起心理负担，表现为焦虑、恐惧、情绪反应、睡眠障碍等。这与患者的精神创伤或个性特征也有一

定关系。

2. 治疗及环境因素

治疗时某些药物可以影响脑功能，而产生不良的心理反应，例如用利多卡因治疗心律失常，静脉滴注速度达 4mg/min 时，大部分患者可出现谵妄。还有一些治疗，如气管插管、使用呼吸器、鼻饲管、固定的体位、持续的静脉注射等都会给患者带来一定的痛苦。这些常造成患者的感觉阻断，从而成为不良心理反应的诱发因素。

ICU 对患者来说往往是相当陌生的，这里有各种医疗设备，医务人员频繁走动，呻吟声嘈杂，昼夜光线通明，使患者很难维持生物节律，呻吟嘈杂声中，极易失眠。加之高度隔离，也增加了患者的不安全感及孤独的情绪。目睹其他患者死亡，特别是濒死者的挣扎，更加重了焦虑、紧张心理。

3. 人际关系因素

监护病房气氛十分严肃，医护人员彼此很少说话，也很少与患者交谈，患者与家属亲友的心理交流已减少到最低限度，因此患者的精神负担很重。

（二）ICU 患者的心理反应证

1. 初期焦虑

为初期的心理反应，发生在入病房后 1～2d，呈现不同程度的焦虑状态，多数来自疾病本身、家庭、社会、经济因素的影响。有的患者因持续剧痛产生濒死感，有的因面临新的人际关系和环境而引起心理障碍，还有些患者不理解检查、治疗意义和安全系数，思想准备不足，这些因素都会使患者产生不同程度的焦虑。

2. 否认反应

约有半数以上患者产生心理否认反应，多数患者在入住后第 2 天开始出现，第 3、第 4 天达高峰。否认是患者对疾病的心理防御反应。这类患者经抢救后病情好转，急性症状初步控制，患者表现为否认有病，或认为自己的病很轻，不需住院监护治疗。

3. 中期抑郁

抑郁症状一般在第 5 天后再现，可见于 30% 的患者。这是心理损伤感的反应，患者感到失去了工作、生活处理和社交能力，不愿病友和同事知道病因及患病，对探视、治疗和护理多采取回避态度。

4. 撤离时的焦虑

由于患者对ICU的适应和心理方面的要求，对离开ICU缺乏充分心理准备，或已对监护病房产生依赖，结果患者在离开监护室时产生焦虑反应。常表现出行为幼稚退化，希望得到全面照顾的倾向。

5. 急躁、消极与绝望

患者对家庭、工作的担忧不能消除，往往会迁怒于他人，或压抑在心底而表现消沉，表现对诊断治疗无动于衷。

（三）护理

1. 一般的心理护理

监护病房的患者受很多因素的影响，这些因素常掺杂在一起，使患者心理活动复杂化，并可相互转化。要抓住患者的心理活动，必须通过多种渠道探索患者的心理状况。首先要理解、同情患者，掌握ICU中常见的心理反应问题，以及常见的心理特征。要善于观察患者行为和情绪反应，根据具体情况有的放矢，对他们加以安慰、解释和开导，以消除心理障碍，并且切实地帮助患者解决一些问题。如患者在护理人员的温暖和关怀下表现出积极的反应，预示着心理护理的成功。

2. 环境心理护理法

环境心理护理的方法是改善ICU的环境，逐步缓解患者对ICU的陌生感。具体的方法是主动向患者介绍监护病房的基本情况。说明各仪器设备及其在应用中出现的声响，使患者明白仪器是为检测病情而使用，并非意味是病危，让患者坦然对待自己的病情，尽快适应新环境。

为避免仪器监测和特殊治疗对患者的心理刺激，在不影响诊疗规程的情况下，尽量将特殊诊疗操作集中一次完成，例如对需要做血气分析者，给予桡动脉穿刺置管，不仅可以持续监测血压，还可以通过三通开关随时采血，以减轻患者痛苦及心理负担。

设法缓和监护室的紧张气氛，如张贴振奋情绪的壁画，室内放置花卉、盆景，唤起患者乐观情绪。每日清晨拉开窗帘时，主动向患者报告气象，室内悬挂日历和时钟，增加患者的时空感，减轻患者紧张和恐惧情绪。

3. 语言心理护理法

语言心理护理法是通过护患交流中的语言技巧，改善患者心理状态的一种护理方法。重症患者住在 ICU，与周围的语言交流减少，加之对自身病情的猜疑和忧虑，易于出现抑郁和孤独感，对信息的需求，尤其对诊疗及其他信息需求十分迫切。护理人员要加强以提供信息、沟通感情为主的语言护理，及时向患者解释其诊疗情况。除对患者心理上难以承受的信息保密外，一般应如实告诉患者，使其对诊疗情况心中有数，减少不必要的猜测和恐惧，主动配合治疗。另外要主动热情地与患者进行其他方面的交谈，通过交谈不但了解患者的思想状况，还可以融洽护患关系，减少其紧张和恐惧感。

4. 遵医行为护理法

患者的遵医行为是保证治疗、护理措施得以实现的重要条件。心理否认反应对患者的精神具有保护作用，是一种心理防御反应，但否认反应可使患者对严重疾病存有侥幸心理，使患者对治疗缺乏充分思想准备，有的拒绝住在 ICU。通过遵医行为护理法可以转化患者的心理状态，要以认真、科学的态度向患者解释病情及诊疗方案，并注意方式、方法。由于患者是因恐惧而产生否认心理，突然的、过重的刺激会使患者心理难以承受，故需根据患者的心理承受能力，逐步地使其认识到自己的病情及其治疗措施，以充分的信心配合医护完成治疗工作。但是遇到病前即有心理缺陷的患者，往往有长期持续的心理否认，患者常拒绝执行医嘱。此时，要采取与患者协商的办法，尊重他们的合理要求，帮助他们恢复自制能力，防止对立情绪发生。

5. 支持性心理护理法

这是护士通过以心理学的原则与方法和患者交谈，提高患者对精神刺激的防御能力，建立心理平衡的一种护理方法。ICU 的患者中期忧郁所产生的强烈心理损失感可表现烦躁、易怒、抑郁、自卑、情绪低沉，甚至出现自杀念头。这些心理损伤感是影响患者康复的重要因素，尤其是高血压病、心脏疾患等，情绪是诱发病情恶化的一个常见原因。所以此时的心理护理应列为监护的重要内容之一。对焦虑与抑郁所造成的心理损伤感可采用支持性心理护理法。支持性心理护理法的原则：接受、支持和保证。接受就是护理者要以同情、关心、亲切的态度，耐心听取患者意见、想法和自我感受，切忌以武断和轻率否定态度和患者讲话。护士不能机械地听取患者叙述，要深入了解其内心世界，注意言谈和态度所表达的心理症结所在，引导患者倾吐内心的损失感受。这种方法本身就有宣泄治疗作用。支持原则是通过以上"接受"，掌握患者的损失感受，然后给予患者精神上的支持，尤其对消极悲观的患者，应反复予以鼓励。支持原则不是信口开河，必须有科学依据，有一定的文学修养，懂得社会心理学等。支持语调要坚定慎重，充满信心，使患者感受到极大的心理安慰。保证原则是进一步对患者的身心症状、客观存在的病情加以说明，以劝导或启发等方式消除患者的疑虑或错误概念，指出其存在的价值和能力，以缓解或减轻患者的精神压力。保证原则要求护士必须切合实际，缺乏根据的语言，常使患者失去对护士的信赖而使治疗失败。保证的目的是为患者创立一种希望和积极的气氛，切忌任何方式的欺骗和愚弄。

总之，支持心理护理法是以同情体贴的态度，给予患者心理支持；以科学的态度向患者保证，使之树立征服病魔的决心，唤起患者抗御疾病的信心。同时还要动员社会、家庭各方面的力量，为患者解决生活上、工作上、学习上的后顾之忧，使患者安心治病，战胜疾苦。

6. 心理调节护理法

心理调节护理主要调动患者自身不断地进行内部协调，以适应客观现实和环境，最终达到恢复心理平衡的目的。对于心理矛盾冲突严重的患者，可针对病情采取治疗性心理护理，以调动患者心理调节机制，恢复心理平衡。如以宣泄法使患者发泄压抑的情绪；以升华法转移其心理矛盾；以调查法使患者正视自己的病情，正确对待疾病、对待生活。

7. 消除依赖心理

有些患者在病情恢复、即将离开 ICU 时，却又产生抑郁和依赖心理，担心以后病情复发而产生抑郁感及依赖心理。对于这类患者，护士一方面要做好说服解释工作，使患者既明确自身疾病已经缓解，又要明确树立战胜疾病的信心，增强自身抗病能力。另一方面对原治疗方案不能突然停用，要制定强化治疗和预防复发的治疗措施，以解除患者后顾之忧。

三、危重症护理和护士应具备的心理品质

人们在社会生活中，对社会都承担着一定责任和从事一项专门业务，其特定的专业和工作，规定着人们应具备相应的心理品质和行为规范。心理品质是一个人认识活动、情感活动和意志活动的有机结合。危重患者护理责任重大，分分秒秒都决定着患者的生命，哪点疏忽都可造成不可挽回的损失。敏锐的观

察力可以获得珍贵的诊断依据；积极稳定的情绪可以安抚患者的心境，唤起患者治病的信心，所以，做好危重患者的护理，必须要求护士具备相应的心理品质。

1. 高尚的道德感

道德感是关于人的言论、行为、思想及意图是否符合人的道德需要而产生的情感，是对于自我行为从理智和情感两方面所进行的统一评价。道德感的具体体现就是职业道德，其突出特点是利他精神和无私的奉献。做危重患者的护理，必须视患者的痛苦和生命高于一切。道德感是驱动人们道德行为的强大动力，具有高尚道德的护士会竭尽全力、千方百计解除患者痛苦；会设身处地为患者着想，和患者"角色互换"，视患者如亲人，以患者之忧而忧，以患者之乐而乐。

2. 良好的能力技巧

所谓能力，就是直接影响人们顺利而有效地完成某项活动的个性心理特征。所谓技巧就是在能力素质的基础上，通过练习形成的熟练活动。技巧与某项专业结合就形成了专业技术。救治危重患者仅具备良好的动机，而缺乏相应的能力就不可能取得良好的效果，甚至会延误抢救的时机。所以，必须具备良好的能力素质，经过勤奋的训练，娴熟地掌握护理技术。①稳：动作轻柔、协调、灵巧、稳定及富有条理。②准：熟悉患者，了解病情，处置操作做到规范化，准确无误。③快：动作熟练，眼疾手快，干净利落，用较少的时间高质量地完成操作任务。④好：技术质量高，效果好，举止行为美，自己满意，患者也满意。

娴熟的技术往往能赢得时间、赢得安全，挽救生命。在临床实践中时间就是生命，比如颅脑外伤，从接诊、测血压、量体温、数脉搏、记录瞳孔变化及意识情况，到采血、验血型、备血、做药物过敏试验、理发，直到送进手术室，这一系列工作要求护士约在15min内准确、无误地全部完成，如果不是一个训练有素的护士是很难办到的。

3. 积极而稳定的情绪

情绪是人对客观世界的一种特殊反映形式，即人对客观事物是否符合自己需要的内在体验。在医院这个特殊的环境里，特别是在ICU，面对的是与死神抗争的患者，还有充满忧、悲、愁的患者亲属。对此，护士要有真挚的同情心和高尚的道德情操，但又不能在这复杂的情感漩涡里随波逐流，产生情绪波动。

生活中，人人都会受挫折；时时事事都可能有不顺心、不愉快的时候，护士自己也在所难免，这就要求护士对自己的情绪、情感要有一定的调节控制能力，做到急事不慌，纠缠不怒，悲喜有节，沉着冷静，以保持病房和治疗环境稳定。

护士的情绪变化，尤其是面部表情，对患者及家属都有直接感染作用。在一个危重患者治疗护理中，如果护士面孔紧张、动作惊慌，即会使患者感到自己处于险境之中，必定加重心理负担。所以，护士积极的情绪、和善可亲的表情和举止、热爱生活的愉快态度，不仅能调节病房和治疗环境气氛，而且能转换患者不良的心境，唤起患者治病的信心，增强安全感。

4. 敏锐的观察能力

观察是知觉的一种特殊形式，即有目的和有计划的主动的知觉过程。观察力是护理危重患者必备的能力和衡量其心理品质的一个重要标志。护士首先运用视、听、触、嗅等感觉直观地去得到患者资料，再判断患者的需要，帮助医生诊断、评价治疗和护理效果，以及预测可能发生的问题。

观察必须有科学性和系统性。护士除观察患者生命体征外，还应观察患者的面部表情、举止行为、患者睡态和进食情况等。对患者的哭泣声、叹息声、呻吟声等应有敏锐的察觉。护士从这些细微的外表行为、躯体动作语言中，可以了解一些患者的内心活动和躯体的情况。

护士的观察力实际上是广泛的知识、熟练的技巧和高尚情感的结合。如何培养自己的观察力，可以从以下五个方面入手：①观察目的明确：这是良好观察能力的前提，否则易被一些非本质的表象所迷惑，获得一堆杂乱无章的材料。②丰富的专业知识：这样才能抓住现象本质，使观察结果全面而且精确。③制定周密的计划：有的病情或生理变化迅速，如果不明确观察顺序，就会手忙脚乱。④观察中多思考：观察不能被动地收集、罗列印象，而是边观察边思考，不断地通过分析、综合、比较，主动地获取资料。⑤良好的记录习惯：有条理地详细记录，及时总结、不断提高。

5. 独立的思维能力

危重症患者抢救过程中，病情时刻呈现动态的变化，这就要求护士迅速执行医嘱。但是如果护士机械地执行医嘱，不假思索，也可能会在盲目执行中出现医疗差错或事故。有独立思维能力的护士并不把医嘱当作金科玉律，而是先按医生的思路去认真思考，再在病情的动态变化中发现问题，运用科学的思维方式去独立分析，然后提出自己的观点。这一点在危重症患者抢救护理中尤其重要，因为病情经常变化，不能机械地执行医嘱，要密切观察病情，给医生提出治疗的依据。

良好的独立思维能力，还表现在制定全面的护理计划中。当前所推行的责任制护理，要求护士充分发挥护理的相对独立功能，制定出有针对性的护理计划。一般说来，凡是善于独立思考的护士，抢救配合中多能正确理解医嘱，工作起来心中有数，有较强的应变能力；而缺乏独立思维能力的护士则往往手忙脚乱，遇到紧急情况更是不知所措，所以独立的思维能力是护士做好危重症护理的一个重要的心理品质。

6. 具备良好的沟通技巧

所谓沟通，就是人与人之间的信息传递和交流。日常护理活动中时时处处有着护士与患者之间的沟通，而在危重患者的护理中往往被护士忽略。常以为对危重患者只是救命而已，忽略了沟通的重要，不利于调动患者自身与疾病斗争的能力。

沟通可分为语言沟通和非语言沟通两种方式。语言沟通是指使用语言交流的沟通方式。做好危重患者的护理要有良好的语言沟通技巧，护理人员美好的语言，对患者可产生积极作用。在紧张繁忙的护理工作中，要抓住时机对患者说些安慰性、鼓励性、积极暗示性和健康指令性语言，这样就会改善患者的心理状况，有利调动患者自身抗病能力。

非语言沟通是指举止、行为和表情动作的沟通方式。据分析，在一个信息传递和交流（即沟通）的反应中，词语占 7%，语调占 38%，面部表情占 55%，可见非语言沟通更为重要。因此，要求护士在紧张的气氛中，要注意保持面部表情的平和。在表情中，微笑是最美的语言。

护士在危重患者救治中，扮演着举足轻重的重要角色，护士与患者接触的时间多，与患者家属的联系也多于医生。护士与患者有效地沟通，增加了患者与疾病斗争的信心，有助于医疗护理计划顺利进行。护士与家属有效地沟通，就能更深入地了解患者的心理情况，并可以发挥家属的积极性，更好地解除患者的心理问题。因此，护士的沟通技巧不仅是文明礼貌问题，也不只是涉及人际关系的问题，而是直接影响着危重患者心理护理是否成功的问题，因此，做好危重症患者护理，护士必须具备良好的沟通技巧。

第五章　感染性疾病的护理

第一节　麻疹

麻疹（measles）是麻疹病毒引起的一种急性出疹性呼吸道传染病。临床上以发热、上呼吸道炎（咳嗽、流涕）、结膜炎、口腔麻疹黏膜斑（又称柯氏斑Koplikspot）及全身斑丘疹为主要表现。本病传染性强，易并发肺炎。病后免疫力持久，大多终身免疫。随着麻疹减毒活疫苗的普遍接种，麻疹的流行已得到控制，目前我国的总发病率低于0.1‰。

一、病因与发病机制

麻疹病毒是一种副黏液病毒，仅有一个血清型。抗原性稳定。病毒不耐热，对日光和消毒剂均敏感，但在低温下能长期存活。

麻疹病毒侵入易感儿后出现两次病毒血症。麻疹病毒侵入呼吸道上皮细胞及局部淋巴结，在这些部位繁殖，同时有少量病毒侵入血液形成第1次病毒血症；此后病毒在全身单核－巨噬细胞系统内大量复制、繁殖，大量病毒再次侵入血流，造成第2次病毒血症，引起全身广泛性损害而出现一系列临床表现如高热和出疹，此时传染性最强。

二、临床表现

1. 典型麻疹临床经过可分为以下4期：

（1）潜伏期。平均10d左右。在潜伏期末可有轻度发热、精神差、全身不适。

（2）前驱期（出疹前期）。发热开始至出疹，一般为 3～4d。主要有以下症状：

①发热：为首发症状，多为中度以上发热。

②上呼吸道炎：在发热同时出现咳嗽、喷嚏、流涕、咽部充血等其他症状，眼结合膜充血、流泪、畏光及眼睑水肿是本病特点。

③麻疹黏膜斑：见于 90% 以上患儿，具有早期诊断价值。在发疹前 24～48h 出现，在两侧颊黏膜上相对于下臼齿对应处，于出疹后 1～2d 迅速消失。

④其他：部分病例可有一些非特异性症状，如全身不适、精神不振、食欲减退、呕吐、腹泻等。

（3）出疹期。一般为 3～5d。皮疹多在发热 3～4d 后按一定顺序出现，先见于耳后、发际、颈部到颜面部，然后从上而下延至躯干、四肢，最后到手掌、足底。皮疹为略高出皮肤的斑丘疹。出疹时全身毒血症状加重，体温升高、嗜睡或烦躁、厌食、呕吐，腹泻，肺部有少量啰音。易并发肺炎、喉炎等并发症。

（4）恢复期。一般为 3～5d。出疹 3～4d 皮疹按出疹先后顺序逐渐隐退，1～2 周完全消失。

2. 非典型麻疹

少数患者，病程呈非典型经过。体内尚有一定免疫力者呈轻型麻疹，常无黏膜斑，皮疹稀而色淡，疹退后无脱屑和色素沉着，无并发症。体弱、有严重继发感染者呈重型麻疹，持续高热、中毒症状重，皮疹密集融合，常有并发症或皮疹骤退、四肢冰冷、血压下降等循环衰竭表现。此外，注射过麻疹减毒活疫苗的患儿还可能出现皮疹不典型的异型麻疹（非典型麻疹综合征）和无典型黏膜斑、无皮疹的无疹型麻疹。

3. 常见并发症

在麻疹病程中患儿可并发肺炎、中耳炎、喉炎、气管及支气管炎、心肌炎、脑炎、营养不良和维生素 A 缺乏等，并可使原有的结核病恶化。

（1）肺炎。这是麻疹最常见的并发症，多见于 5 岁以下患儿。继发细菌感染性肺炎时，肺炎症状加剧，体征明显，预后差。

（2）喉炎。麻疹患儿常有轻度喉炎表现，但继发细菌感染所致的喉炎，严重者可窒息死亡。

（3）心肌炎。轻者仅有心音低钝、心率增快、一过性心电图改变，重者可出现心率衰竭、心源性休克。

（4）脑炎。大多发生在出疹后 2～6d，脑炎的轻重与麻疹轻重无关。

三、实验室检查

1. 一般检查

血白细胞总数减少，淋巴细胞相对增多。中性粒细胞增多提示继发细菌感染。

2. 病原学检查

从呼吸道分泌物中分离出麻疹病毒，或检测到麻疹病毒均可做出特异性诊断。

3. 血清学检查

皮疹出现 1～2d 即可用酶联免疫检测法从血中检出特异性 IgM 抗体，有早期诊断价值。

四、治疗要点

治疗原则：加强护理，对症治疗，预防感染。

1. 一般治疗

注意补充维生素，尤其是维生素 A 和维生素 D。保持水、电解质及酸碱平衡，必要时静脉补液。

2. 对症治疗

体温超过 40℃者酌情给予小量（常用量的 1/3～1/2）退热药，伴有烦躁不安或惊厥者给予镇静药，咳嗽重者可服止咳药并行超声雾化吸入。

3. 中药治疗

前驱期以辛凉透表为主，出疹期以清热解毒透疹为主，恢复期则以养阴清余热、调理脾胃为主。

4. 并发症治疗

有并发症者给予相应治疗。

五、护理措施

1. 基础护理

（1）卧床休息。卧床休息至皮疹消退、体温正常为止。室内温度维持在18℃～22℃，湿度50%～60%。衣被合适，勿捂汗。

（2）保证营养的供给。饮食以清淡、易消化、营养丰富的流食、半流食为宜，少量多餐。鼓励多饮水，必要时按医嘱补液。恢复期应添加高蛋白、高能量及多种维生素的食物。

2. 疾病护理

（1）对症护理

①监测体温，观察热型：处理麻疹高热时需兼顾透疹，不宜用药物及物理方法强行降温，尤其禁用冷敷及乙醇擦浴。如体温升至40℃以上时，可用小剂量退热药或温水擦浴。

②保持皮肤黏膜完整性。

皮肤护理：保持皮肤清洁，勤换内衣。勤剪指甲，避免患儿抓伤皮肤引起继发感染。

口、眼、耳、鼻部的护理：多喂白开水，常用生理盐水或2%硼酸溶液洗漱，保持口腔清洁、舒适；眼部因炎性分泌物多而形成眼痂者，应用生理盐水清洗双眼，再滴入抗生素眼药水或眼膏，并加服鱼肝油预防干眼症；防止眼泪及呕吐物流入耳道，引起中耳炎；及时清除鼻痂，保持鼻腔通畅。

（2）专科护理

①观察病情：出疹期间出现高热不退、咳嗽加剧、呼吸困难及肺部细湿啰音等为并发肺炎的表现；出现声嘶、气促、吸气性呼吸困难、三凹征等为并发喉炎的表现；出现抽搐、嗜睡、脑膜刺激征等为并发脑炎的表现。

②预防感染的传播：

管理传染源：隔离患儿至出疹后5d，并发肺炎者延长至出疹后10d，密切接触的易感儿，应隔离观察3周，若接触后接受过免疫制药者则延长至4周。

切断传播途径：每天用紫外线消毒患儿房间或通风30min，患儿衣物在阳光下曝晒。医护人员接触患儿前后应洗手、更换隔离衣或在空气流动处停留30min。

保护易感人群：流行期易感儿应尽量避免去公共场所。8个月以上未患过麻疹者均应接种麻疹减毒活疫苗，7岁时进行复种，流行期间可应急接种。体弱患儿接触麻疹后，应及早注射免疫血清球蛋白。

3. 健康指导

由于麻疹传染性较强，为控制疾病的流行，应向家长介绍麻疹的流行特点、隔离时间、早期症状等，使其有充分的心理准备，积极配合治疗。无并发症的患儿可在家中治疗护理。指导家长做好消毒隔离、皮肤护理及病情观察等，防止继发感染。

第二节 水痘

一、病因与发病机制

水痘-带状疱疹病毒即人类疱疹病毒3型，仅一个血清型。在小儿时期，该病毒原发感染为水痘，恢复后病毒可长期潜伏在脊髓后根神经节或脑神经的感觉神经节内，少数人在青春期或成年后，病毒可以被激活，再次发病，表现为带状疱疹。

病毒经口、鼻进入人体，在呼吸道黏膜细胞内繁殖，2~3d进入血液，产生病毒血症，可在单核-巨噬细胞系统内再次增殖后入血，引起第2次病毒血症而发病。病变主要损害皮肤，由于病毒侵入血液往往是间歇性的，故临床表现为皮疹分批出现。病变表浅，预后不留瘢痕。黏膜病变与皮疹类似。

二、临床表现

1. 典型水痘

潜伏期多为两周。表现为低热、不适、厌食、流涕、咳嗽等。常在起病当天或次日出现皮疹。其特点为：①皮疹分批出现，开始为红色斑疹或斑丘疹，迅速发展为清凉、椭圆形小水疱，周围伴有红晕。疱液先透明而后混浊，且疱疹出现脐凹现象，易破溃，常伴瘙痒，2~3d开始干枯结痂。由于皮疹演变过程快慢不一，故同一时间内可见上述3种形态皮疹同时存在，这是水痘皮疹的重要特征。皮疹脱痂后一般不留瘢痕。②皮疹呈向心性分布，躯干多，四肢少，这是水疱皮疹的又一特征。③黏膜疱疹可出现在口腔、咽、眼结膜、生殖器等处，易破溃形成溃疡，疼痛明显。水疱多为自限性疾病，10d 左右自愈。

2. 重型水痘

发生于肿瘤或免疫功能低下的患儿，患儿全身中毒症状较重，高热，皮疹分布广泛，可融合形成大疱型疱疹或出血性皮疹，可继发感染甚至引起败血症，病死率高。

3. 先天性水痘

孕妇患水痘时可累及胎儿。妊娠早期感染，可致新生儿患先天性水痘综合征，导致多发性先天性畸形和自主神经系统受累，患儿常在 1 岁内死亡，存活者留有严重神经系统伤残。接近产期感染水痘，新生儿病情多严重，死亡率高。

4. 并发症

常见为皮肤继发性细菌感染。少数病例可发生心肌炎、肝炎等。水痘肺炎小儿少见，临床症状迅速恢复，X 线肺部病变可持续 6 ～ 12 周。

三、实验室检查

1. 血常规

白细胞总数大多正常，继发细菌感染时可增高。

2. 疱疹刮片检查

用瑞氏染色可见多核巨细胞，用苏木素 – 伊红染色查见核内包涵体，可供快速诊断。直接荧光抗体染色查病毒抗原也简捷有效。

3. 血清学检查

补体结合抗体高滴度或双份血清抗体滴度 4 倍以上升高可明确病原。

四、治疗要点

1. 对症治疗

皮肤瘙痒时可局部应用炉甘石洗剂或口服抗组胺药。高热时给予退热药。有并发症时进行相应对症治疗。

2. 抗病毒治疗

阿昔洛韦（acvclovir）为目前首选抗 V–Zvirus 药物。但须在水痘发病后 24h 内应用才有效。此外，尚可酌情选用干扰素。

五、护理措施

1. 基础护理

室内温度适宜，保持衣被清洁、合适，以免增加痒感。勤换内衣，保持皮肤清洁、干燥。剪短指甲，小婴儿可戴连指手套，避免搔破皮疹，引起继发感染或留下瘢痕。

2. 疾病护理

（1）对症护理

①减少皮疹瘙痒：温水洗浴，疱疹无破溃者，可涂炉甘石洗剂或 5% 碳酸氢钠溶液，也可遵医嘱口服抗组胺药物；疱疹已破溃者、有继发感染者，局部用抗生素软膏，或遵医嘱口服抗生素控制感染。

②降低体温：患儿多有中低度发热，不必用药物降温。如有高热，可用物理降温或适量退热药，忌用阿司匹林，以免增加 Reye 综合征（瑞氏综合症）的危险。卧床休息到退热，症状减轻。给富含营养的清淡饮食，多饮水，保证机体足够的营养。

（2）专科护理

①观察病情：水痘临床过程一般顺利，偶可发生播散性水痘，并发肺炎、心肌炎，应注意观察及早发现，并给予相应的治疗及护理。

②预防感染传播。

管理传染源：大多数无并发症患儿多在家中隔离治疗，应隔离至疱疹全部结痂为止。易感儿接触后应隔离观察 3 周。

保护易感患儿：保持室内空气新鲜，托幼机构应做好晨间检查、空气消毒，防止扩散，尤其对体弱、免疫力低下者更应加强保护。对使用大剂量激素、免疫功能受损、恶性病患儿及孕妇，在接触水痘后 72h 肌内注射水痘–带状疱疹免疫球蛋白（vari-cella-zoster immune giobulin，VZIG），可起到预防或减轻症状的作用。可使用水痘减毒活疫苗，接触水痘后立即给予可预防发病，即使患病，其症状也很轻微。

3. 健康指导

由于水痘是一种传染病，对社区人群除进行疾病病因、表现特点、治疗护理要点知识宣教外，为控制疾病的流行，重点应加强预防知识教育，如流行期间避免易感儿去公共场所。介绍水痘患儿隔离时间，使家长有充分思想准备，以免引起焦虑。指导家长给予患儿足够的水分和营养。为家长示范皮肤护理方法，注意检查，防止继发感染。

第三节　流行性腮腺炎

流行性腮腺炎是由腮腺炎病毒引起的小儿时期常见的急性呼吸道传染病。以腮腺肿大、疼痛为特征，各种涎液腺及其他器官均可受累，系非化脓性炎症。

一、病因与发病机制

腮腺炎病毒为 RNA 病毒（核糖核酸病毒），属副黏液病毒，仅一个血清型，存在于患者唾液、血液、尿液及脑脊液中。此病毒对理化因素抵抗力不强，加热至 56℃保持 20min 很容易使其灭活，但在低温条件下可存活较久。人是病毒的唯一宿主。

腮腺炎病毒经口、鼻侵入人体，在局部黏膜上皮细胞中增殖，引起局部炎症反应，然后入血液产生病毒血症。病毒经血液至全身各器官，首先使腮腺、颌下腺、舌下腺、胰腺、性腺等发生炎变，也可侵犯神经系统。在这些器官中病毒再度繁殖，散布至第一次未曾侵入的其他器官，引起炎症，临床上呈现不同器官相继出现病变的症状。

二、临床表现

典型病例临床上以腮腺炎为主要表现。潜伏期 14～25d，平均 18d。

本病前驱期很短，可有发热、头痛、乏力、肌痛、厌食等。腮腺肿大常是疾病的首发体征。通常先起于一侧，2～3d 波及对侧，也有两侧同时肿大或始终局限于一侧者。肿胀以耳垂为中心，向前、后、下发展，局部不红，边缘不清，轻度压痛，咀嚼食物时压痛加重。在上颌第 2 磨牙旁的颊黏膜处，可见红肿的腮腺管口。腮腺肿大 3～5d 达高峰，1 周左右逐渐消退。颌下腺和舌下腺也可同时受累。不典型病例可无腮腺肿胀而以单纯睾丸炎或脑膜炎的症状出现。

腮腺炎病毒有嗜腺体和嗜神经性，故病毒常侵入中枢神经系统、其他腺体或器官而产生下列症状：

1. 脑膜脑炎

可在腮腺炎出现前、后或同时发生，也可在发生无腮腺炎时。表现为发热、头痛、呕吐、颈项强直，少见惊厥或昏迷。脑脊液呈无菌性脑脊髓膜炎样改变。大多数预后良好，但也偶见死亡及留有神经系统后遗症。

2. 睾丸炎

这是男孩最常见的并发症，多为单侧受累，睾丸肿胀疼痛，约半数病例可发生萎缩，双侧萎缩者可导致不育症。

3. 急性胰腺炎

较少见。常发生于腮腺炎肿胀数日后。出现中上腹剧痛，有压痛和肌紧张，伴发热、寒颤、呕吐、腹胀、腹泻或便秘等。

4. 其他

可有心肌炎、肾炎、肝炎等。

三、实验室检查

1. 血常规

白细胞总数正常或稍低，淋巴细胞相对增多。有并发症时白细胞总数及嗜中性粒细胞可增高。

2. 血清、尿淀粉酶测定

90% 患儿血、尿淀粉酶增高，并与腮腺肿胀平行，第 1 周达高峰，第 2 周左右恢复正常。血脂肪酶增高，有助于胰腺炎的诊断。

3. 特异性抗体测定

血清特异性 IgM 抗体阳性提示近期感染。

4. 病毒分离

患者唾液、脑脊液、尿或血中可分离出病毒。

四、治疗要点

主要为对症处理及支持治疗。严重头痛和并发睾丸炎者可酌情应用止痛药。也可采用中医中药内外兼治。并发睾丸炎者应局部冷敷并用阴囊托将睾丸抬高以减轻疼痛。重症脑膜脑炎、睾丸炎或心肌炎者必要时可用中等量激素治疗

3 ~ 7d。氦 – 氖激光局部照射治疗腮腺炎，对止痛、消肿有一定疗效。

五、护理措施

1. 基础护理

保持口腔清洁，常用温水漱口，多饮水，以减少口腔内残余食物，防止继发感染。

2. 疾病护理

（1）对症护理

①减轻疼痛：给予富有营养、易消化的半流质或软食，忌酸、辣、干、硬食物，以免因唾液分泌及咀嚼使疼痛加剧。局部冷敷，以减轻炎症充血及疼痛。亦可用中药湿敷。

②减低体温，保证休息，防止过劳，减少并发症的发生。高热者给予物理或药物降温。鼓励患儿多饮水。发热伴有并发症者应卧床休息至退热。

（2）专科护理

①观察病情变化：注意有无脑膜炎、睾丸炎、急性胰腺炎等临床征象，并给予相应治疗及护理。发生睾丸炎时可用丁字带托起阴囊，局部间歇冷敷以减轻疼痛。

②预防感染传播：发现腮腺炎患儿后立即采取呼吸道隔离措施，直至腮腺肿大消退后 3d。有接触史的易感儿应观察 3 周。流行期间应加强托幼机构的晨检。居室应空气对流，对患儿口、鼻分泌物及污染物应立即消毒。易感儿可接种减毒腮腺炎活疫苗。

3. 健康指导

无并发症的患儿一般在家中隔离治疗，指导家长做好隔离、饮食、用药等护理，学会观察病情，若有并发症表现，应及时送医院就诊。做好患儿及家长的心理护理，介绍减轻疼痛的方法，使患儿配合治疗。

第四节　手足口病

手足口病（hand-foot and mouth disease，HFMD）是由肠道病毒感染导致的临床症候群，患者群以婴幼儿为主，大多数临床症状轻微，主要表现出发热和手、足、口腔等部位皮疹或疱疹等症状，少数可并发无菌性脑脊髓膜炎、脑炎、急性弛缓性麻痹、呼吸道感染、心肌炎等，个别重症患儿病情进展快，易发生死亡。近年来，手足口病发病率显著升高，并呈现季节性流行和全年散发趋势。

一、病因与发病机制

手足口病主要由肠道病毒属的柯萨奇病毒（Cox，A组16，4，5，7，9，10型；B组2，5，13型）、埃可病毒（Echo）和肠道病毒71型（EV71）引起，其中以EV71及CoxA16型最常见。

EV71感染造成机体损害属于细胞免疫反应。细胞免疫功能低下，可延迟病毒清除，导致病毒扩散，造成持续炎症反应，最后导致肺水肿。机体免疫功能也发挥重要作用，在细胞免疫发育尚不成熟的HFMD患儿中，若自身细胞免疫弱于体液免疫，感染EV71后有进展为重症HFMD的倾向。

二、临床表现

1. 发热

发热为HFMD的临床症状之一。多数HFMD患儿可突然起病，约1/2患儿于发病前1～2d或发病同时伴发热，体温约为38℃，持续2～3d，少数患儿持续3～4d。有中枢神经系统并发症的HFMD患儿伴发热的持续时间常较长。HFMD初期，部分患儿有轻度上呼吸道感染症状，如咳嗽、流涕、恶心、呕吐等。

2. 口腔改变

口腔黏膜疹在HFMD的临床症状中出现较早，溃疡是最常见的口腔黏膜疹，由于口腔溃疡疼痛，患儿常流涎、拒食。HFMD患儿的口腔症状也可表现为疱疹性咽峡炎或无口腔损害。

3. 皮肤改变

HFMD患儿的手、足、臀、膝等处的皮疹，为散在或融合红色斑丘疹、丘疱疹及呈椭圆形周围有红晕的灰白色水疱，直径为1～3mm，疱壁较厚且紧张，部分水疱长轴与皮纹一致。手、足等远端部位出现斑丘疹或疱疹，5d左右斑丘疹由红变暗，然后消退。疱疹呈圆形或椭圆形扁平凸起，一般无疼痛及痒感，愈后不留瘢痕。皮疹约1周干涸、结痂，愈后不留瘢痕。HFMD患儿的手、足、口病损在同一患者中，不一定全部出现。

4. 并发症表现

HFMD 重症患儿病情进展迅速，可在出现心动过速、呼吸增快、外周循环不良后迅速进展，有的甚至只有几小时，即发生致死性肺水肿、中枢性呼吸衰竭、难治性心力衰竭，死亡率很高。HFMD 患儿的早期神经系统表现主要为手、足、口腔疱疹、疱疹性咽峡炎、呕吐、纳差、持续发热 3d 左右。继而出现神经系统紊乱，在皮疹或持续发热 2～5d，表现为无菌性脑膜炎，急性迟缓性瘫痪和脑干炎。少数 HFMD 患儿在 EV71 感染 3～4 周出现 Guillain–Barre 综合征和（吉兰 – 巴利综合症）眼球震颤综合征。HFMD 患儿在发病的第 1～3 天，常发生急性肺水肿，与脑干炎同时发生，并出现气急、酸中毒、咳粉红色泡沫痰症状，可很快死亡。

三、实验室检查

1. 血常规

一般白细胞计数正常，重症者可明显升高。

2. 病毒分离

这是确定手足口病病原的标准。主要方法为收集疱疹液、咽拭子或粪便标本，制备标本悬液接种于 RD 细胞（人恶性胚胎横纹肌瘤细胞）或 Hep-2 细胞（贴壁细胞）进行培养。但该过程需 5～10d，无法在流行期间同时处理大量标本。RT–PCR 技术克服了以上缺点，是快速诊断的重要手段。

3. 血清学检查

这是目前手足口病病原诊断的常用方法。取发病早期和恢复期双份血清行中和试验，若血清特异性抗体有 4 倍及以上增长，则有诊断意义；亦可检测其特异性 IgM 抗体。

4. 核酸检验

近年来基因芯片技术用于微生物感染诊断。自患者血清、脑脊液、咽拭子或咽喉洗液、粪便或肛拭子、脑脊液或疱疹液，以及脑、肺、脾、淋巴结等组织标本中检测到病原核酸。

四、治疗要点

目前尚缺乏特异、高效的抗病毒药物，对症和支持治疗是主要治疗措施。

早期应用IN-a（干扰素 -a）治疗EV71引起的中枢神经系统感染，结果表明，可逆转病毒对神经系统的损伤。在疾病早期（出现口腔溃疡和皮疹的1～2d）应用阿昔洛韦或更昔洛韦治疗可能有效。另外，静脉注射丙种球蛋白（IVIC）对EV71引起的中枢神经系统感染有一定疗效。

五、护理措施

1. 基础护理

（1）消毒隔离。确诊后，立即给予隔离治疗。隔离室内应经常通风，保持空气新鲜、温度适宜，每日紫外线照射1～2h。患儿的粪便、剩余食品、玩具等应彻底消毒。接触过患儿的医护人员用肥皂清洗双手后，再用消毒液浸泡。隔离时间为症状消失后约两周。

（2）合理饮食。患儿因发热、口腔疱疹而不愿进食，应给予营养丰富的流质、半流质易消化的食物；饮食不能过热、过咸，避免辛辣，以减少对口腔溃疡的刺激。鼓励患儿多饮水，以补充能量及水分，对疼痛明显而拒食的患儿要适当给予静脉补液。

（3）心理护理。护士在接待患儿时，态度要亲切、热情、和蔼，取得患儿的信任；要根据患儿的心理特点，利用音乐、图画等特殊语言，减轻患儿的紧张心理，使其配合诊疗。同时，应与患儿家长建立良好的护患关系，做好健康宣教，如指导家长做好病情观察，教会其口腔、皮肤护理及饮食调理的方法等。

2. 疾病护理

（1）对症护理

①高热的护理：密切观察体温变化，对于高热的患儿可采用温水擦浴，减少衣被等物理降温方法，也可遵医嘱用退热药，以防高热惊厥。

②口腔护理：由于大多数患儿有口腔溃疡、疱疹，所以加强口腔护理可有效减轻疼痛症状。进食前后可用生理盐水或温开水漱口，局部涂以0.2%冰硼甘油，对疼痛明显的患儿可涂地卡因甲紫溶液。

③皮肤护理：保持皮肤清洁，每晚给患儿洗澡，并更换柔软的棉质内衣。洗澡时不用肥皂、沐浴露等刺激性的化学用品，用温水即可。患儿皮肤的炎性丘疹、疱疹易发生继发感染，而且抓破疱疹会引起病毒的传播。因此，应勤剪指甲，防止患儿搔抓，应尽量穿长衣袖、长裤脚将手脚包住，必要时可给患

儿戴棉织手套。皮疹或疱疹已破裂者，局部可用炉甘石洗剂或阿昔洛韦软膏涂抹。

（2）专科护理

①呼吸系统护理：注意观察患儿口周皮肤黏膜颜色，监听肺部呼吸音、心音，观察患儿有无呼吸急促、咳嗽、喘憋，肺部听诊有无湿啰音，咳痰时观察痰液的颜色和性质等。若出现红色泡沫样痰，立即通知医生，指导患儿采取端坐位以减少静脉回流，给予高流量吸氧，同时遵医嘱应用止血、镇静、脱水、利尿等药物，控制好输液速度，密切观察病情变化，备好急救用品。

②并发症的护理：主要为心肌炎、脑炎、多发生神经根炎的护理。

心肌炎的护理：暴发性心肌炎常没有任何先兆症状和体征，临床表现为突然的抽搐，心力衰竭或血压突发性降低出现心源性休克。护士应密切观察患儿有无胸闷、气短乏力、面色苍白等现象；心脏彩超有无心脏扩大，心脏听诊有无心音低钝，心电图有无心律失常，S-T 段改变及病理性 Q 波等。若出现高热、白细胞不明原因的增高而查不出其他感染灶时，要警惕暴发性心肌炎的发生；若出现体温升高与心动过速不成比例，提示并发心肌炎的可能。疑并发心肌炎时，每 1～2 天抽血监测心肌酶，心肌酶可精确反映心肌损害程度。对患儿实施持续心电监护。加强巡查，认真观察并识别心律失常，若出现异常征象，须立即报告医生，紧急处理，并遵医嘱给予适当镇静药，使患儿安静，降低心肌耗氧量。

脑炎的护理：脑炎患儿常出现呕吐症状，应密切观察并记录呕吐次数、呕吐物的颜色及量，若伴发高热、剧烈头痛、颈部抵抗、易烦躁、睡眠不安，非特异性红丘疹、点状出血点等，警惕并发无菌性脑炎。此时应严密监测血常规，脑脊液中淋巴细胞、蛋白含量，肝肾功能。定时监测患儿的意识，瞳孔、生命体征和颅内压，呕吐的性质，颈部抵抗程度等。出现频繁呕吐的患儿应将其头偏向一侧，保持呼吸道的通畅，及时清除口腔内的分泌物，防止误吸。颅内压升高时应遵医嘱应用糖皮质激素或 20% 甘露醇注射液等药物，酌情应用镇静药。

多发性神经根炎的护理：观察患儿的肢体活动、皮肤温度、汗液分泌情况等，观察有无行走不便或肌无力现象。尤其要注意观察双下肢麻木及无力的范围、持续时间，有无损伤平面以下部位感觉缺失及尿潴留等症状，警惕多发性神经根炎的发生。注意预防因感觉缺失导致的压疮发生，保持患儿床铺的清洁、柔软、无皱褶，衣服宽松舒适；大、小便后及时清洗会阴部，保持皮肤清洁、干燥。可进行肢体按摩以促进血液循环预防肌肉萎缩。对于卧床患儿应保持其肢体的功能位置，定时运动，防止关节挛缩和畸形。

3. 健康指导

告知患儿家长手足口病为婴幼儿常见的传染病，但由于传染性强、传播快，主要由粪–口途径和接触传播传染，潜伏期 2～7d，最多可达 21d，病程 7～10d，每年 7 月份发病率最高，使家长对本病有一定的认识。应指导家长做好婴幼儿卫生保健，做到饭前、便后应洗手，玩具、餐具要定时消毒。本病流行时，应少带孩子去拥挤的公共场所，一旦确诊，嘱家长两周内勿送患儿上幼儿园或到公共场所，以免造成暴发流行。

第六章　肿瘤患者的护理

第一节　肿瘤概述

肿瘤是人体正常细胞在不同的始动与促进因素长期作用下，发生过度增生或异常分化所形成的新生物。根据肿瘤的形态学及生物行为，肿瘤可分为良性和恶性两大类。恶性肿瘤可以侵害人体的任何组织。由于侵害的组织器官不同所以症状也不同。任何年龄、性别、种族或地区的人都可患恶性肿瘤。大约有12种主要的和50种次要的恶性肿瘤，每一种恶性肿瘤对人体都有特殊的损害。虽然有关恶性肿瘤的研究不断深入，但是恶性肿瘤还是夺取了50%患者的性命。人们对恶性肿瘤存在恐惧心理，在写诊断牌时常用大写字母C来代替。

恶性肿瘤的死亡率仅次于心脏病。尽管有关恶性肿瘤的研究一直在进行着，但是有些恶性肿瘤的死亡率还在上升。例如男性的前列腺癌、肺癌和结肠直肠癌，女性的乳腺癌、结肠直肠癌和肺癌都很高。各种恶性肿瘤的死亡率由于发病率不同而不同，恶性肿瘤的5年存活率只有50%。

护理恶性肿瘤患者比较复杂。本节主要介绍恶性肿瘤的病因、分期、预防与早期发现等，具体恶性肿瘤（如肿瘤化疗、肿瘤手术等）的护理见其后各节。

一、病因

恶性肿瘤的病因迄今尚未完全明了。虽然有关恶性肿瘤的研究发现了不同的治疗恶性肿瘤和促进恶性肿瘤患者生存率的新方法，但仍有许多人认为是由于个人的"错误"才导致患了恶性肿瘤。每天人们都会听到有关恶性肿瘤研究结果的报道，如哪些食物、习惯或环境因素致癌。这些报道大多是真实的，有助于促进健康，预防疾病。但是没有哪一个人的恶性肿瘤是由某单一因素导致的。例如，遗传不是唯一影响人的免疫系统或人的抗癌能力的因素；许多可以治疗多种细菌性疾病的先进医疗手段不一定是导致引起恶性肿瘤前体细胞 DNA 改变的病毒增殖的原因。

虽然个人应对自己的健康负责，但是不能使患者过度自责而影响早期诊断早期治疗。抑郁也会影响免疫系统的功能。肿瘤发生的理论如下：

（一）细胞突变致癌理论

一种理论认为致癌物质引起细胞内 DNA 突变。这种致癌过程有两个阶段：始动和促进。始动是致癌物与易感细胞之间发生的相互作用并产生不可逆转的变化过程。但是仅有这种变化还不够，还需由"促瘤因子"将细胞或组织激活。促瘤因子是一种能引起被启动细胞不可逆转的生长成为肿瘤的物质。但是促瘤因子本身不引起细胞的突变，所以它不是致癌物。促瘤因子必须不断地与被启动细胞接触才能发挥其癌变作用。如果去掉促瘤因子，它的有害影响也就去除了。例如，戒烟后，烟里面大量的促瘤因子就被慢慢地从肺中去掉了，患肺癌的危险就逐渐降低了。

从 DNA 损害的始动到肿瘤的出现有一段潜伏期。潜伏期可长达 10～20 年，故很多恶性肿瘤老年人多见。也有研究学者认为，恶性肿瘤的形成至少需要 5 代的变异细胞。

（二）肿瘤基因的作用

大量研究发现，人体内所有细胞都有肿瘤基因。肿瘤基因是具有引发恶性肿瘤特征的基因。正常情况下，肿瘤基因的作用受到抑制。入侵的病毒或其他致癌物质可使肿瘤基因"开启"而导致细胞转录。一旦肿瘤基因被激活，它会产生蛋白质加速癌细胞的繁殖并侵入其他组织。

（三）免疫反应失灵

有研究发现，肿瘤基因可能是在胎儿生长和发育时没被抑制的胚胎细胞的残余物。出生后，这些物质被机体内的 T 淋巴细胞抑制。当人体免疫系统功能下降时，肿瘤基因就会发生作用。比如艾滋病患者体内 T 辅助细胞减少，其恶性肿瘤发病率高。

不论什么原因造成的免疫抑制都会使恶性肿瘤的发病率高于一般人群。健全的免疫系统可使癌细胞的破坏大于增殖。

以上理论概括起来，恶性肿瘤的病因与两方面有关。一个是任何原因引起的 DNA 损害而导致的"始动"，另一个是任何原因引起的免疫系统功能损害。

二、致癌因素

有许多物质可以致癌或者说至少与恶性肿瘤的发生密切相关，如某些病毒、药物、激素和理化物质。值得注意的是，虽然人人都接触各种致癌物质，但是并不是人人都能患恶性肿瘤。还有其他因素起着促癌作用，如遗传、免疫系统功能损害和反复接触致癌物质等。

（一）病毒

某些病毒可通过修饰所侵入的细胞基因而致癌。逆转录病毒通过获取细胞 DNA 的合成结构复制带有自己的 RNA 的 DNA。这种病毒 DNA 进入基因形成病毒性基因（正常基因中含有一个复制病毒基因）。病毒基因可"休眠"多年直到被激活。几种常见病毒与某些肿瘤的发生密切相关。

另外，病毒还能降低机体抵抗肿瘤的免疫功能。例如，人类免疫缺陷病毒（HIV）就是通过影响 T 辅助细胞和单核细胞，使人体对抗某些恶性肿瘤如淋巴瘤和卡博希氏肉瘤的能力降低。

其他与恶性肿瘤密切相关的病毒有乙肝病毒。乳头（状）瘤病毒可致足底良性扁平疣，可自愈的良性瘤亦可引起与恶性肿瘤如恶性黑色素瘤、宫颈癌、阴茎癌和喉癌相关的生殖器疣。人嗜 T- 淋巴病毒（HTLV）与成人 T 细胞白血病、淋巴瘤及毛细胞白血病的 T 细胞变异有关。

虽然某些病毒如乙肝病毒、EB 病毒、乳头（状）瘤病毒和人嗜 T- 淋巴病毒的致癌作用已很明确了，但是带状疱疹病毒仅仅是怀疑致癌。由于恶性肿瘤的潜伏期很长，故很难研究出安全有效的疫苗。

（二）药物和激素

某些药物可有恶性肿瘤的"始动"或"促进"作用。例如，用于破坏恶性肿瘤细胞周期的化疗药物，可损害细胞起到"始动"作用。化疗药物还可通过急剧降低白细胞损伤机体的免疫系统起到"促进"作用。一些毒品也是致癌物质。

某些激素也有恶性肿瘤的"始动"或"促进"作用。生殖器官恶性肿瘤常与促性腺激素有关。雌激素与宫颈和乳腺癌有关。虽然有报道说含雌激素的避孕药与乳腺癌的发病有关，但也有报道说避孕药可降低卵巢癌的发病。故对于避孕药的致癌作用到现在尚无定论。

（三）化学物质

很多化学物质有恶性肿瘤的"始动"或"促进"作用。由于这些物质常存在于工作场所，它们也是职业危害物。工业和环境中的致癌物，如多环芳香烃类化合物、苯并芘和砷等都有基因毒性作用。其他化学物质为促发因素，如木材或毛皮的粉尘、聚合酯、石棉、苯酚等。

体内的某些自然产物也有恶性肿瘤的"始动"或"促进"作用。例如，代谢的终产物如高脂饮食引起的胆汁酸可促癌。某些食物含有添加剂或防腐剂等致癌物，如腌制食品中可含有糖的替代物、水杨酸钠、亚硝酸盐和硝基吲哚、某些变质的食品也可产生致癌化学物。

（四）物理物质

过度地暴露放射性物质，会引起细胞内 DNA 损害并激活致癌因子或抑制抗癌活性（蛋白质抑制剂）而增加患癌概率。无论工业放射还是医疗放射都是致癌的因素，所以工人和普通人都会受到影响。放射微粒——一种自然形成的放射性气体——常存在于地下室，是一种已知的致癌物质。生活在原子弹试验基地或水被核废物污染地方的人有患恶性肿瘤的危险。最典型的由放射性污染而引发恶性肿瘤患者的例子是第二次世界大战末期，在日本长崎和广岛扔下的原子弹。许多幸存者后来患了白血病。日后还发现许多幸存者的后代患恶性肿瘤率比一般人群明显增高。这一现象提示放射物损害了幸存者的生殖细胞。

三、危险因素

危险因素促使个人或某一群体患某一疾病或导致不健康的后果。危险因素分为可控制和不可控制两类。了解危险因素在对患者和家属进行预防恶性肿瘤咨询时非常有帮助。

（一）不可控制的危险因素

1. 遗传

遗传基因缺陷与恶性肿瘤的"始动"有关。已知乳腺癌和结肠癌有家族史，但是对大多数恶性肿瘤来说还没有确定是否与遗传有关。虽然对恶性肿瘤是否遗传还需要进一步的研究，但是家庭的某种疾病或恶性肿瘤的发病情况应考虑为危险因素。例如，家族有患肺癌的人应戒烟并避免在有烟的环境中工作。

2. 年龄

大约66%的恶性肿瘤发生在65岁以上的老年人。老年人患癌概率增高的因素很多。因素之一是至少五个周期的基因变异可使细胞产生不可逆的损害。另外，长期暴露在含有大量促癌因素的环境中也是一个原因。免疫系统随着年龄的增长而衰退也与老年人患癌概率增加有关。另一个因素是自由基随着时间的增加而聚集在细胞内引起细胞损害和变异。

随着年龄的增长而发生的激素水平改变与恶性肿瘤的发病有关。绝经期的妇女由于接受雌激素药物而使得患乳腺癌和子宫癌的危险增加。男性老年人可能由于睾酮的衰竭形成致癌物而使前列腺癌的发病率增高。另外，老年人经历的失落也可促癌，如老伴或老友去世、失去社会地位和身体能力等。

3. 性别

对某些恶性肿瘤来说，性别是危险因素。例如，甲状腺癌女性多见、膀胱癌男性多见。

4. 贫困

根据统计学资料，穷人恶性肿瘤发病率高于一般人群。缺医少药，尤其是缺少预防性普查和咨询是一个重要因素。虽然某些因素如饮食、压力属于可控制因素，但是对于这部分贫困人群来说就是不可控制因素。

（二）可控制因素

1. 压力

持续的、没有处理的压力使某些激素，如肾上腺素和皮质醇保持在一个较高的水平，导致系统"疲乏"和免疫功能受损。当机体应对生理的或心理的压力源时，一般要经过"全身适应综合征"的三个阶段。第一个阶段是"紧急反应期"，主要是机体内肾上腺激素分泌增加以使机体应对压力。第二期是"抵抗期"，激素水平明显降低，机体成功适应压力源。如果压力源长期存在，激素水平持续保持升高状态，就进入了"衰退期"。在此期，所有适应性资源损耗，免疫力受到抑制。

文献中可查到有关"C"性格或"恶性肿瘤性格"。这是描述那些应对能力差的人。"C"性格的人在遇到危机时不寻求帮助或支持，情感孤独。这种性格可影响免疫系统的功能并促进恶性肿瘤的发病。抑郁也是危险因素，尤其是长期的或与重大失落有关的抑郁。抑郁和绝望可中断活性物质作用及抑制免疫反应。

2. 饮食

某些食物有致癌物，如防腐、腌制食品。高脂、低纤维食品促使乳腺癌和结肠癌的发病。油炸的鱼和肉中的致癌物质可引起乳腺、结肠、肝脏、胰腺和膀胱癌。重复使用油炸食物的油高温下可产生多环芳香烃类化合物，使恶性肿瘤发病的危险增加。

3. 职业

职业因素属可控制或不可控制危险因素。许多人由于受教育程度、能力、就业机会低等因素，所以不能自由选择职业。尽管国家有保护职工安全的标准，但是对这些标准的执行力度和检查力度往往不够。

职业危险因素各种各样。例如，室外工作者（如农民和建筑工人）受到大量的日光照射；医院的医务人员（如放射科技师）和生物医学研究人员会受到电离照射和接触致癌物质。

4. 感染

某些病毒与某些恶性肿瘤的发病有关。避免这些病毒感染会降低恶性肿瘤发病危险。虽然有些病毒感染很难避免，但是有些病毒感染是可以预防的，如生殖器疱疹和乳头（状）瘤病毒引起的外阴疣等可以通过安全措施来预防（如使用安全套）。

5. 烟草

肺癌的发病与吸烟密切相关。另外，烟草中致癌物质的基因毒性相对较弱，因此，戒烟可使损害恢复。但是，烟草中的许多其他物质有较强的促癌作用。所以，吸烟时间越长、吸烟越多则患癌的可能性就越大。烟草还与其他恶性肿瘤的发病相关，如食道癌、喉癌、胃癌、胰腺癌和膀胱癌。最近的研究指出被动吸烟的危险。非吸烟者长时期处于烟雾环境中使患肺癌和膀胱癌的危险增加。

6. 饮酒

酒精通过改变致癌物的代谢而有促癌作用。既吸烟又饮酒的人患口腔癌、食道癌和喉癌的危险增加。

7. 吸毒

吸毒促进不健康行为方式而导致恶性肿瘤的危险。例如，吸毒者通常不注意营养。

四、恶性肿瘤分期

为了使恶性肿瘤的诊断和治疗标准化，提出了恶性肿瘤分期。分期可在诊断时明确恶性肿瘤的位置和转移程度。分期是非常重要的，可有助于决定患者的治疗手段。分期有以下三种方法：

（一）临床分期

临床分期是通过评估患者的临床表现、肿瘤的大小及转移，并结合临床试验室检查或病理结果来决定。临床分期不包括大手术。

（二）手术分期

手术分期是通过手术时对肿瘤大小、数量、位置和转移程度来判断。

（三）病理分期

病理分期是最准确的分期方法。病理检查可通过手术时取下的标本决定肿瘤的大小、数量、位置和转移程度。

美国恶性肿瘤联盟协会提出了 TNM 分期法。T 指原发肿瘤、N 为淋巴结、M 为远处转移，再根据肿块大小、浸润深度在字母后标以数字。这种分期方法对恶性肿瘤的预后和治疗起着重要的作用。TNM 分期法成立的基本观点是肿瘤的生长方式和延伸是相似的。这种分期方法对于实性肿瘤适用（见表 6-1），但对于某些肿瘤不适用如从骨髓或淋巴生长出来的肿瘤。

表 6-1　美国 TNM 分期法

分期	临床表现	分期	临床表现
	原发肿瘤（T）	N_0	没有局部淋巴结转移
T_x	无法判断的原发肿瘤	N_1，N_2，N_3	所涉及的淋巴结从少到多
T_0	无原发肿瘤		远处转移（M）
T_{is}	原位肿瘤	M_x	无法判断远处转移
T_1，T_2，T_3，T_4	原发肿瘤的大小（从小到大）	M_0	无远处转移
	局部淋巴结（N）	M_1	有远处转移
N_x	局部淋巴结无法判断		

五、恶性肿瘤的预防与早期发现

护士在恶性肿瘤的预防和早期发现方面起到重要作用。早期诊断与增加患者存活率有直接的关系。为了做到恶性肿瘤的预防和早期发现，应该注意以下十点：

1. 减少或避免致癌物和促癌物，包括吸烟和过度日晒；
2. 摄入平衡饮食包括蔬菜、水果、全麦、纤维，减少脂肪和防腐剂（如熏制和腌制肉类）等的摄入；
3. 进行有规律的锻炼；
4. 保证足够的休息和睡眠；
5. 定期体检；
6. 减少压力，促进应对压力的能力；
7. 享受闲暇；
8. 了解恶性肿瘤的早期征兆；
9. 学会自我检查的方法（如乳腺自查和睾丸自查）；
10. 怀疑恶性肿瘤时一定及时就医。

第二节　化疗护理常规

化疗是化学药物治疗的简称。广义的化疗包括各种疾病的化学药物治疗，狭义的化疗仅指肿瘤的化学药物治疗。目前化疗的概念一般理解为肿瘤的化学药物治疗。化疗能有效地控制肿瘤的生长，减轻症状，提高患者的生存质量，延长生存时间，在肿瘤的治疗中占相当重要的地位。目前化疗药物对人体肿瘤细胞尚不能达到高度特异性，故对人体正常组织细胞亦同时造成损伤。因此，了解化疗药物的作用机理、毒性反应，按时、按量、准确给药，并密切观察、早期发现、预防或减轻毒副作用，是肿瘤化疗护理的重要职责。

一、抗肿瘤药物的分类与作用机制

1. 肿瘤药物根据其性质和来源分为烷化剂、抗代谢药物、抗肿瘤抗生素、抗肿瘤植物药、铂类抗肿瘤药、激素类、其他类（生物反应调节因子）。

2. 来源相同的药物可能作用机制完全不同，所以根据其作用机制分为以下4类：

（1）干扰核酸合成的药物。分别在不同环节中阻止 DNA 的合成，抑制细胞分裂增殖，属于抗代谢药物。如甲氨蝶呤（MTX）、5-氟尿嘧啶（5-FU）、羟基脲（HU）、阿糖胞苷（Aw-C）等。

（2）干扰蛋白质合成的药物。干扰有丝分裂中纺锤体的形成，使细胞停止于分裂中期，如长春新碱（VCR）、秋水仙碱（COL）、紫杉类等；干扰核蛋白体的功能，阻止蛋白质合成，如三尖杉碱（HH）；影响氨基酸供应阻止蛋白质合成的药物，如 L-门冬酰胺酶（L-ASP）。

（3）直接与 DNA 结合，影响其结构与功能的药物。烷化剂如氮芥（HN2）、环磷酰胺（CTX）等，能与细胞中的亲核集团发生烷化反应，使 DNA 结构功能破坏导致细胞分裂、增殖停止或死亡；破坏 DNA 的金属化合物如顺铂（CDDP）可与 DNA 结合，破坏其结构与功能；DNA 嵌入剂可嵌入 DNA 碱基对之间，干扰转录过程，如柔红霉素（DNR）、阿霉素（ADM）、米托恩醌（MITX）等；通过抑制拓扑异构酶从而使 DNA 不能修复，如喜树碱类化合物。

（4）改变机体激素平衡而抑制肿瘤的药物。与激素相关的肿瘤如乳腺癌、前列腺癌、甲状腺癌等可通过激素或内分泌治疗，改变原来机体的激素平衡和肿瘤生长的内环境，可以抑制肿瘤的生长，如三苯氧胺（TAM）等。

二、化疗药物的主要毒副作用

所有的化疗药物都具有细胞毒性，在杀死癌细胞的同时也会杀死正常细胞。正常细胞中分裂、增殖旺盛的细胞如骨髓造血细胞、胃肠道黏膜上皮细胞、毛囊上皮细胞等易受影响。尽管多数不良反应所导致的后果较轻，但某些严重的毒性会严重影响患者的生存质量，甚至危及生命。因此要严格掌握化疗的适应证并采取积极有效的防治措施。

1. 皮肤毒性

化疗药物引起的全身皮肤毒性反应为脱发、皮肤色素沉着、角化过度及皮疹。如 ADM、VP-16（依托泊苷）、CTX 等可以通过血液循环造成皮肤毛囊的损害，引起不同程度的脱发；MTX、5-FU 等使皮肤发生色素沉着。化疗前应向患者解释毛发变的稀疏或全部脱落只是化疗期间暂时现象，化疗结束后可以重新长出毛发，减轻患者的紧张情绪。化疗患者应避免日晒，皮肤角化及色素沉着停药后多可恢复。

2. 胃肠道反应

这是化疗最常见的早期毒性反应。大部分化疗药物（如 CDDP、CTX、ADM、Aw-C 等）刺激呕吐中枢的化学感受区及对胃肠黏膜上皮有抑制作用引起呕吐。患者有食欲减退、恶心、呕吐、腹泻等反应，严重者可引起水、电解质紊乱。应指导患者饮食，患者应按医嘱及时应用止吐药物（恩丹西酮、甲氧氯普胺，联合地塞米松可提高疗效），一般在给化疗药物 30min 前开始应用。呕吐时侧卧以防误吸，呕吐后协助患者漱口，观察呕吐物的性质，并记录呕吐物的质、量。呕吐频繁者及时补液维持水、电解质平衡。5-FU、MTX 等常引起腹泻，腹泻患者需进食少渣饮食，注意肛周卫生，遵医嘱应用止泻剂。长春碱类药物可引起便秘、腹胀，应对症处理，酌情用缓泻剂。MTX、5-FU 等还可引起口腔炎、舌炎、胃肠道溃疡等，主要是对症治疗，止疼、外用中药、补充维生素等。

3. 骨髓抑制

各种化疗药物对骨髓抑制的程度不同，出现持续时间以及恢复的快慢也不同。MTX、Aw-C、氮芥等药物骨髓抑制程度较重。VCR、PYM（平阳霉素）、CDDP 等骨髓抑制较轻。一般在化疗后 7～14d 白细胞降到最低，继而血小板可降低，严重时血色素也降低。患者易出现感染、出血、贫血。应采取保护性隔离措施，加强病室空气消毒，减少户外活动及探视次数、人数。应用升白细胞的药物（如瑞白），必要时输成分血等。化疗期间每周查 1～2 次血常规，及时了解患者的骨髓造血功能情况及药物对骨髓抑制作用的情况。

4. 肾及膀胱毒性

绝大多数化疗药物及其代谢产物由肾脏及膀胱排泄，大剂量应用时可发生肾脏及膀胱的损害。表现为尿素氮、肌酐升高，轻度蛋白尿、镜下血尿。严重时可出现少尿、无尿、肾衰竭、尿毒症。常见药物有 CDDP、MTX、CTX、MMC（丝裂霉素 C）等。因此，治疗前应全面评估患者的肾功能状况，化疗期间要增加饮水量，加快体内药物及代谢产物的排出。定期监测肾功能及尿常规，准确记录出入量，必要时遵医嘱给予甘露醇、呋塞米利尿。应用 CTX 化疗期间注意有无血尿，患者每天饮水量应在 4000mL 以上，以稀释尿中药物浓度，防止出血性膀胱炎。

5. 心脏毒性

主要为心肌损害，与药物剂量呈正相关。临床表现主要为心动过速、心律失常、活动性呼吸困难、水肿等，有的可出现不可逆的心衰。主要药物有 HH、ADM、DNR 等。化疗前应全面评估患者的心脏功能状况，决定化疗方案。化疗期间应密切观察心率、脉搏、血压的变化，严格控制输液速度和液体量，发现问题及时处理。

6. 神经毒性

主要见于应用长春碱类药物等，临床表现为周围神经病变，如肢端麻木、感觉障碍、四肢无力，严重者伴有便秘、麻痹性肠梗阻等。大剂量应用 Ara–C 可引起脑部病变，如头痛、嗜睡、淡漠、惊厥等。一旦出现毒性反应应及时停药，停药后，症状会逐渐消失，因此不必紧张。应调节饮食，多吃含维生素多的食物。症状严重者对症处理，冬天外出时可戴手套，保护手足。

7. 肝脏毒性

肝脏是化疗药物代谢的重要器官，化疗药物及其代谢产物可引起肝细胞损伤、变性、坏死及胆汁淤积等改变。通常表现为急性过程，多为一过性转氨酶升高、血清胆红素升高。大剂量化疗、放疗，易引起肝静脉闭塞病，表现为黄疸、肝区疼痛、肝大、腹胀及不明原因体重增加。用药前应对患者肝功能有全面评估，可在化疗同时应用保肝药物（如古拉定、凯西莱等）。出现肝静脉闭塞时应对症支持治疗。

8. 肺毒性

临床表现常缓慢发展，咳嗽、呼吸短促、早期肺部可闻及小水泡音，晚期可呈不可逆的肺纤维化改变。用药期间应密切观察，定期胸部 X 线检查及肺功能检查，发现异常及时停药并对症治疗。

9. 其他

生殖系统毒性、过敏症状、继发性肿瘤、内分泌改变等。

三、护理评估

1. 有无肿瘤疾病史、化疗史及药物过敏史。

2. 患者意识状态、发育、营养、面容与表情，皮肤、黏膜、淋巴结有无异常，准确测量并记录体重。

3. 心理及社会支持状况。

四、护理问题

1. 恐惧、焦虑。
2. 营养失调：低于机体需要量。
3. 体温过高。
4. 潜在并发症：感染。
5. 健康知识缺乏。

五、护理措施

1. 心理护理

癌症患者由于长期受到疾病的折磨，各种生理功能逐渐减弱。加上对化疗知识不了解，患者在心理上存在着恐惧和悲观失望的情绪，对化疗持疑虑态度。应在化疗前向患者及家属做好宣教，说明化疗的必要性并告诉患者可能出现的毒性反应，以及防治措施，并给患者以实际指导，让患者有充分的心理准备，树立信心，配合化疗及护理。采取各种增加舒适的护理措施，减轻患者痛苦，提高生活质量。

2. 饮食护理

鼓励患者摄取高蛋白、高热量、富含维生素的食物。指导患者多吃蔬菜、水果及一些有助于抗癌的食物，如芦笋、海带、洋葱、大蒜、蘑菇等，避免油煎食品等不易消化的食物。少量多餐，进餐时转移注意力。鼓励患者多饮水，一般每天饮水量需2500mL，大剂量化疗时，每天饮水量应大于5000mL，保证尿量在3000mL以上，以加快体内药物及代谢产物的排出，防止尿酸血症的发生，减轻对肾脏的损害。化疗期间血小板较低，不宜进食带骨、刺、坚硬及辛辣食物，以免口腔及消化道黏膜出血。

3. 静脉的护理

静脉长期输入化疗药物时可引起化学性静脉炎，漏出或外渗到血管外可表现为局部皮下或深部组织红肿、疼痛，甚至坏死、溃疡，经久不愈，造成穿刺困难。

（1）有计划的使用静脉。一般从离心脏远端的静脉开始选用，强刺激性药物宜用前臂的静脉，两臂轮换注射。不宜选择最细的静脉，避开指关节及腕部等易活动的部位，以防止药物外渗造成静脉炎、静脉周围炎或局部组织坏死。

（2）提高操作技术。保证有效穿刺，禁忌试验性穿刺。应用化疗药物前要用生理盐水注射，保证穿刺成功后再加入化疗药物。化疗药物应现用现配，并在规定的时间内注入。静推药物过程中一般以的速度注射，应反复抽回血，以确保针头在血管内的位置未发生变动。同时观察注射部位有无疼痛、红肿或沿血管走行出现发红、皮疹等反应，如有异常及时处理。

（3）拔针后的护理。化疗药物注射完毕后要输入生理盐水 $50\sim100mL$ 后再拔针，以减少药物对血管的刺激，避免药液因拔针带入皮下刺激皮下组织。拔针后用干棉球沿着血管方向同时按压皮肤上的穿刺处和其上方 $2\sim3cm^2$ 的面积，避免血液渗出血管外引起皮下淤血。指导患者外用喜疗妥软膏、海普林软膏等，按摩四肢末梢血管，以增加局部血液循环及血管弹性，提高血管的重复利用率。

（4）药物外渗的处理。一旦发生药物外渗，应立即停止注射，用注射器抽少量回血后拔出针头；或者从原静脉通路滴入解毒剂，常用解毒剂有：

① 10% 硫代硫酸钠 4mL ＋注射用水 25mL，可以使药液迅速碱化。

② 8.4% 碳酸氢钠 5mL ＋地塞米松 4mg/mL，起化学沉淀作用，使化疗药物失活并有消炎作用。

③用 0.5% 普鲁卡因局部封闭。

外渗处皮肤用 30% 硫酸镁冷湿敷 $12\sim24h$，并抬高患肢。切忌热敷，以免引起药物扩散，加重对局部的损伤。局部皮肤外用喜疗妥或海普林软膏。

六、护理评价

1. 患者体重能否维持在化疗前水平。

2. 患者在化疗期间有无感染发生，体温是否正常。

3. 患者能否接受当前身体外表的改变。

第三节　化疗的基本原理

一、化疗

（一）按来源和药理学分类

表 6-2　化疗药物的分类

类型	代表药物	主要不良反应	使用注意事项
烷化剂类	CTX（环磷酰胺） IFO（异环磷酰胺）	1. 急性出血性膀胱炎（化学性） 2. 久用后可导致不育和胎儿畸形，孕妇禁用，化疗护士注意自身防护	1. 大剂量应用时，首先进行水化、碱化 2. 注意观察尿色、尿量，鼓励多饮水，必要时需给予利尿药 3. 用药期间给予美司那（尿路保护药）预防
抗代谢类	MTX（甲氨蝶呤） 6-MP（巯嘌呤） 阿糖胞苷	1. 皮肤黏膜毒性 2. 泌尿系统毒性 3. 恶心、呕吐、口腔炎、血性腹泻、肝细胞损害，孕妇可致畸胎 4. 骨髓抑制	1. 肾功能已受损、孕妇、营养不良、肝功能不良或伴有血细胞减少者禁用 2. 为防止酸性尿液条件下药物的肾累积，应碱化尿液及增加尿量 3. 大剂量应用开始后 36h 开始 CF（亚叶酸钙）解毒
植物碱类	长春碱 VP-16（依托泊苷）	1. 主要有局部皮肤黏膜水疱、坏死、末梢神经炎 2. 主要急性毒性反应有低血压、喉头痉挛、虚脱等	4. 强调口腔、皮肤、黏膜的清洁卫生使用时应选择大血管，并注意观察局部反应。滴注时间不少于 30min，应使用生理盐水稀释，并避光输入
蒽环类	DNR（柔红霉素） ADM（多柔比星） IDA（伊达比星） 米托蒽醌	1. 心脏毒性 2. 对血管有强烈的刺激性	1. 用药前检查心电图，并预先使用保护心脏的药物如美心力、磷酸肌酸（护心通）等 2. 选择粗、直的大血管进行穿刺，用药过程中密切观察患者的反应及血管的情况 3. 应告诉患者这类药物用药总量有一定的限制，应详细记录每次用量，备查

续表

类型	代表药物	主要不良反应	使用注意事项
激素类	肾上腺皮质激素	1. 血压升高 2. 骨质疏松 3. 应激性溃疡 4. 免疫力下降	1. 每日监测血压，必要时给予降压药 2. 补充钙剂及维生素 AD 制剂 3. 饮食应清淡、少量多餐，必要时遵医嘱服用胃黏膜保护药 4. 注意个人卫生，保护性隔离

（二）按细胞动力学分类

表 6-3　按细胞动力学分类

类型	作用对象	作用特点	代表药物
细胞周期非特异性女心此药物	主要杀伤处于各种增殖状态的细胞。包括 G_0 期在内的所有细胞	杀伤作用快而强，疗效与剂量有关，与用药时间关系小，宜大剂量冲击治疗	烷化剂、抗肿瘤抗生素、亚硝胺类、铂类等
细胞周期特异性药物	对增值期某一时相的肿瘤细胞有杀伤作用	杀伤作用缓慢，疗效与用药时间关系大，宜选用最大耐受量缓慢滴注、肌内注射	G_1 期：L- 门冬酰胺酶、糖皮质激素等 S 期：阿糖胞苷、氟尿嘧啶等 G_2 期：博来霉素、平阳霉素等 M 期：长春新碱、长春碱等

（三）现代抗肿瘤药物的分类

结合上述两种分类的基础上，根据中流药物的分子作用靶点不同进行分类如下。

（1）主要作用于 DNA 结构的药物。烷化剂（氮芥类、亚硝脲类、甲基磺酸酯类）、铂类化合物。

（2）主要影响核酸合成的药物。抗代谢物类化疗药多属此类。

类型二氢叶酸还原酶抑制药	MTX
胸苷酸合成酶抑制药	5-FU
嘌呤核苷酸合成酶抑制药	6-MP
核苷酸还原酶抑制药	HU（羟基脲）
DNA 多聚酶抑制药	Ara C

（3）主要作用于核酸转录的药物。选择性作用于 DNA 模板，抑制 DNA 依赖

性RNA多聚酶，从而影响RNA合成的药物有放线菌素D、阿柔比星（阿克拉霉素）、普卡霉素（光神霉素）、柔红霉素、多柔比星（阿霉素）、表柔比星（表阿霉素）等。

（4）主要作用于微管蛋白合成的药物。鬼臼乙苷、长春碱、长春新碱、三尖杉碱、高三尖杉酯碱、紫杉醇、多西紫杉醇等。

（5）其他。L-门冬酰胺酶、维甲类化合物。

二、化疗药物的作用机制

化疗药物在不同环节和通路上阻断核酸、蛋白质的合成，从而杀灭肿瘤细胞达到治疗目的，不同的化疗药物杀灭肿瘤细胞的作用机制可能完全不同（图6-1）。

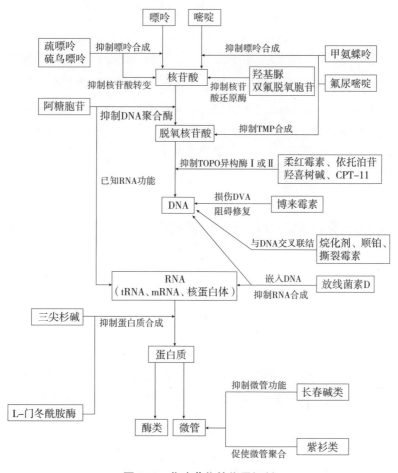

图6-1 化疗药物的作用机制

三、化疗药物的给药途径

化疗药物可采用静脉注射、动脉注射、肌内注射、口服和局部给药的方法。不管是静脉、动脉、肌内还是口服给药，药物进入人体后能够较均匀地分布于各组织器官，肿瘤组织内的化疗药物浓度与其他组织差别不大，常用于治疗远处转移的晚期肿瘤和亚临床病灶；而局部给药方法，药物浓度较高，全身其他部位药物浓度相对较低，局部疗效优于全身给药，主要用于胸腔、腹腔、心包等腔内注射、鞘内注射、动脉或膀胱灌注、肿瘤局部注射及皮下注射等，临床上常将全身和局部同时或序贯应用，称为双径化疗，从而发挥各自优势提高疗效。

第四节　化疗的实施和适应证

化疗是肿瘤综合治疗的重要手段之一，在制订化疗计划时首先要明确治疗目标，是姑息性抑或根治性化疗；其次还要根据患者的机体状况、肿瘤的病理类型及侵犯范围，合理应用化疗药物，最大限度地发挥化疗杀灭肿瘤细胞的功能，最大限度减少不良反应，提高治愈率。

一、化疗的目的

1. 姑息性化疗

选择姑息性化疗方案以减轻痛苦、缓解并发症、提高生存质量和延长生存期为目的。适用于对化疗有一定敏感性的复发或转移癌及恶性胸、腹腔积液等。

2. 根治性化疗

以尽可能地杀灭肿瘤细胞为目的。根治性化疗的对象必须是对化疗敏感的肿瘤，采用巩固和强化化疗，以达到治愈。

3. 辅助化疗

手术切除后或放疗后的化疗，也称为术后或放疗后化疗。以消灭术后或放疗后残留的肿瘤病灶或亚临床微小转移灶为目的，有助于减少术后或放疗后复发和转移，提高治愈率。

4. 新辅助化疗

又称术前辅助化疗，以降低肿瘤负荷、及早控制远处转移灶为目的术前化疗，一般为 2～3 个周期，术后根据病理分期和肿瘤坏死情况再设计术后辅助化疗方案。

5. 化疗与放疗

化疗与放疗等治疗手段同时进行，以相互提高治疗的敏感性与疗效、降低肿瘤的临床分期、增加手术切除概率或缩小手术切除范围、减少局部复发和全身转移机会为目的，但不良反应的发生率和程度相应增加。

二、制订化疗方案的原则

制订合理的化疗方案是肿瘤化疗的关键。科学规范的化疗方案应充分考虑用药时机、药物的选择与配伍、各种药物剂量、化疗疗程间隔等。一般应遵循以下原则：

1. 确定治疗目标

诊断明确后，根据肿瘤治疗以人为本的原则确定治疗目标。

2. 了解类型及分期

根据检查结果，对肿瘤进行临床分期。针对不同病理类型、不同分期肿瘤的临床及生物学特点和发展趋势，制订具体的化疗方案。

3. 了解患者的肿瘤治疗既往史

既往从未化疗过的患者，应选用一线、效率高的化疗方案；若为复发患者应考虑改用二线化疗方案。

4. 肿瘤化疗的个体化

制订化疗方案，必须了解患者的一般身体状况及重要脏器功能，以确定选用何种药物及每种药物的用量。

5. 采用联合化疗

在患者身体允许的前提下尽可能采用联合化疗以提高疗效，减少药物不良反应的重叠。

三、化疗的适应证和注意事项

1. 适应证

（1）对化疗敏感的肿瘤，如白血病、绒毛膜上皮癌、淋巴瘤、睾丸肿瘤、尤因肉瘤、小细胞肺癌等患者以化疗为首选治疗。

（2）手术前后或放疗前后需辅助化疗的肿瘤：骨肉瘤、Ⅲ期乳腺癌、肺癌、原发性肝肿瘤患者的护理癌（动脉介入化疗）、鼻咽癌、卵巢癌、大肠癌等患者。

（3）已无手术和放疗指征的播散性晚期肿瘤患者或术后、放疗后复发转移者的姑息性化疗的患者。

（4）采用特殊给药途径局部化疗以提高疗效：癌性胸腔、腹腔和心包积液需腔内给药治疗者、脑脊膜转移需鞘内注射预防者、动脉灌注给药治疗的患者。

（5）肿瘤引起的上腔静脉压迫、呼吸道压迫、颅内压增高者，急诊化疗可减轻症状的患者。

2. 注意事项

化疗前应了解患者是否有化疗禁忌证，严格掌握停药指征。化疗后应长期随访，观察化疗的远期毒副作用才能保证化疗的安全性。

（1）化疗禁忌证：①一般情况很差（KPS评分 < 50 分）或有衰竭、严重感染、恶病质者。②肝、肾、肺和心血管等重要脏器功能严重损害者。③白细胞 < 4.0×10^9/L 或血小板 < 80×10^9/L 者或严重贫血未被纠正者。④过敏体质患者应慎用，对所用抗癌药物过敏者忌用。

（2）停药指征：①血象下降，白细胞 < 3.5×10^9/L 或血小板 < 80×10^9/L 时。②感染发热，体温超过 38℃ 以上时。③出现重要脏器的不良反应，如心肌损害、中毒性肝炎、肾炎或膀胱炎、消化道出血与穿孔、大咯血、化学性肺炎或肺纤维化。④用药两个周期，肿瘤病变恶化，应改用其他方案。

第五节　静脉化疗的护理

静脉给药是肿瘤化疗中最基本的途径，大多数抗肿瘤药物通过静脉途径给药，化疗药物对血管的刺激性明显，因而化疗患者的静脉护理十分重要。

一、静脉化疗的类型

表 6-4　静脉化疗的类型

类型	适应证	操作要点
静脉推注	刺激性药物，如 VCR（长春新碱）、NVB（长春瑞宾）	先输入生理盐水或葡萄糖液，再将稀释化疗药推入，随即再冲入生理盐水或葡萄糖液 2～3min，拔针后压迫针眼 2～5min

类型	适应证	操作要点
静脉滴注	一般性药物，如 CTX	将药物稀释后加入输液瓶中静脉滴注，一般滴注 4～8h 通过输液泵静脉持续给药
持续静脉滴注	抗代谢药物，如 5-FU	

二、静脉选择的基本要求

根据患者的治疗计划、药物的理化性质及患者自身的因素选择合适的血管进行穿刺。

（1）外周血管难以穿刺及发疱性、刺激性药物，可行中心静脉插管或皮下埋置静脉泵给药。从外周给药不宜选手、足背小血管，可先经肘窝静脉注入使药物快速进入血液循环，减少药物与血管壁接触时间，防止发生血栓性静脉炎。

（2）在使用刺激性强的药物时，应避开肌腱、神经、关节部位，防止渗漏后引起肌腱挛缩和神经功能障碍。

（3）由于各种原因如接受了乳房切除术和（或）腋窝淋巴结广泛清扫、上肢骨折等使上肢血液循环受到破坏，则应避免选用患肢。如所用上肢存在感染而又必须使用时，必须严格掌握无菌操作，防止感染加重或扩散，并且在对患者进行输液置管前，必须咨询医生并依据医嘱执行。

（4）理论上应按前臂、手背、手腕、肘窝次序选择注射部位。不主张使用肘静脉的原因是：前臂活动受限；皮下组织丰富，不易判断可能发生的药物外渗；如果发生化学性静脉炎，其回流静脉不宜再接受化疗。

（5）下肢血管由于静脉瓣丰富，血液回流缓慢，应用抗癌药物会加重对血管壁的刺激，增加静脉栓塞和血栓性静脉炎的危险。一般不宜采用下肢静脉注药，但在上腔静脉阻塞综合征的患者化疗要选择下肢。

（6）如果局部血管暴露不清，可采用局部拍击、热敷等手段以使血管暴露清楚，尤其是注射刺激性强的抗癌药物时。

（7）对长期化疗的患者，应建立系统的静脉使用计划，注意保护大静脉，常规采血和非化疗药物的注射选用小静脉。非化疗药物一般应由细小静脉到大静脉，由远心端到近心端，并采用交替注射法，如左右上肢静脉交替使用，使损伤的静脉得以修复。

三、静脉炎的护理

静脉炎是由化疗药物对血管的直接刺激而引起的无菌性炎症反应，与化疗药物的种类、稀释浓度、用药时间及护理人员对静脉化疗专业技术掌握程度等因素有关。

1. 静脉炎的分级

0	没有症状
1	输液部位发红有或不伴有疼痛
2	输液部位疼痛伴有发红和（或）水肿
3	输液部位疼痛伴有发红和（或）水肿，条索样物形成，可触摸到条索样的静脉
4	输液部位疼痛伴有发红和（或）水肿，条索样物形成，可触及的静脉条索状物长度大于 2.5cm，有脓液流出

2. 预防及护理

（1）化疗药稀释浓度不宜过高，给药速度不宜过快，20mL 药液推注时间一般不应少于 3min，避免将化疗药直接注射，使静脉在短时间内受到强烈刺激，从而出现损害。

（2）化疗药使用前后用等渗液（0.9% 盐水或 5% 葡萄糖）快速冲洗，使滞留在外周血管内的化疗药快速进入中心静脉，并得到稀释。

（3）选择合适的血管：严格按照血管的选择原则进行操作，如静脉过细不宜穿刺或对血管强刺激性的药物 NVB 等可从深静脉输注。

（4）调整温度速度：当天气寒冷时，可将液体加温至 30℃，温度过低会使血管产生刺激性疼痛。必要时对穿刺部位向心走向的静脉进行局部热敷，减少体液外渗的可能性。

（5）选用外周静脉滴注化疗药时，要建立系统的静脉使用计划，注意经常更换给药静脉，以利于损伤静脉的修复。

（6）对一些刺激性强的化疗药如达卡巴嗪（氮烯咪胺），可预防性用药，即在所用静脉肿瘤患者的护理上方用 50% 硫酸镁湿敷，化疗药物注入后可给予地塞米松静推，以减轻静脉损伤。

（7）出现静脉炎症状后，要及时更换静脉，抬高患肢，局部可涂用类肝素（喜疗妥），也可敷如意金黄散、六神丸、芦荟片等改善患处血液循环，消炎止痛。对局部疼痛明显者，可用超短波治疗。

四、经外周穿刺的中心静脉导管（PICC）的护理

1. PICC 的适应证

（1）可提供经外周静脉至中心静脉进行短期（至少 30d）和长期（多于 30d）静脉治疗或取血的通路。

（2）如果用于采血，建议使用 4F 或以上的导管。

2. PICC 的禁忌证

（1）确诊或疑似导管相关性感染、菌血症、败血症。

（2）患者的体形不能适应预置入的器材。

（3）确诊患者或疑似对器材的材质过敏。

（4）预置管位置有放射治疗史、血栓形成史、血管外科手术史。

（5）患者预置管部位不能完成穿刺或固定。

（6）上腔静脉压迫综合征。

3. PICC 的维护及使用中常见问题和处理

（1）更换敷料。初次更换敷料是在穿刺后 24h 内；以后每 7d 更换 1 次或在敷料潮湿、松动时及时更换。在更换敷料的过程中，应评估导管在体外的长度，以判断导管是否发生位移。24h 后，使用无菌技术观察及评估穿刺点及上肢状况。

间歇性确认导管的留置、开放性、包扎的牢固性。如果导管位移发生 1～2cm，应再次摄 X 线片确认导管末端位置。

（2）冲管。使用 10mL 或以上注射器进行冲管以避免导管断裂。冲管时应使用脉冲方式以产生湍流将导管壁冲洗得更干净。为避免血液反流于导管末端，应在正压封管的瞬间关闭导管锁。

冲管应保证将整个导管壁冲刷干净，并冲走药物的残留部分。经导管取血后对导管的冲洗应更彻底。如果有需要使用肝素盐水封管时，应该严格遵循有关规定及技术。

（3）更换肝素帽。肝素帽因各种原因松动或受损时要及时更换；通过肝素帽取血后要及时更换。正常情况肝素帽应该每 7d 更换 1 次。不管何原因肝素帽取下后都应及时更换。

（4）撤管。下述情况应及时撤管。①由于患者的条件和诊断的原因。②疗

程和类型发生变化。③导管发生移位，不能作为 PICC 使用。④确诊的导管相关性感染。⑤治疗结束。

撤管前先用生理盐水冲管。撤管时，抓住导管靠近穿刺点的部位撤出导管。如需做导管培养，于撤管前将穿刺点及周围皮肤做好消毒工作。

（5）导管堵塞。发生导管堵塞时，应检查是何原因所致。嘱患者活动一下，检查改变体位后导管是否会通畅。如仍不通畅，应拆除缝线，行 X 线胸片或造影检查，确认导管是否位于上腔静脉。同时尝试将血块吸出，使用尿激酶或其他溶栓剂清除堵塞。可以用固定翼来固定导管。

（6）导管破损。为预防导管破裂，当必须夹闭导管时，应使用边缘光滑、无损伤的导管夹，使用 10mL 及以上的注射器冲管、给药。若发生导管破裂，应积极查找损坏点，确定导管种类和规格。更换连接器，修复导管。

五、锁骨下静脉穿刺的护理

1. 适应证

（1）长期不能进食或大量丢失液体。

（2）四肢血管塌陷，血管较脆不易刺入或反复滑出者。

（3）需长时间连续输液者，输入刺激性较强药物或溶液。

2. 禁忌证

（1）出血性疾病。

（2）肺气肿、胸廓畸形及极度衰竭者。

3. 穿刺后的护理

（1）观察患者脉搏、呼吸，穿刺点有无出血、皮下气肿或气胸。

（2）每周更换敷贴 1 次，观察局部皮肤有无红、肿、热、痛等感染现象。

（3）每天输液前用生理盐水 2～4mL 冲管，输液完毕后再以生理盐水或肝素生理盐水（100U/mL）封管，用无菌纱布将肝素帽包好。

4. 并发症的护理

（1）硅胶管堵塞。①每次输液完毕后必须使用封闭液体封管。②输液不畅时观察硅胶管是否打折、受压、弯曲或位置不合适，并及时纠正。③长期保留硅胶管而近期不输液者，可每周用生理盐水 10mL 冲管两次，并按要求封管。

（2）空气栓塞。①严格检查输液装置及硅胶管有无损坏或脱落。②输液时密切观察接头是否接牢，严防液体走空。

（3）感染。①严格执行无菌操作，穿刺局部换药1或2次/周。②连续输液者每24h更换输液装置1套。

六、外周静脉套管针留置术的护理

1. 穿刺前选择粗、直、富有弹性的血管，避开静脉瓣、关节处。

2. 穿刺后如静脉滴注化疗药，不宜留置套管针，因容易发生静脉炎。如静脉滴注一般液体则采用正压封管，以免发生堵管或血栓性静脉炎。严密观察穿刺部位，保持局部清洁干燥，套管针可留置72～96h。

七、抗肿瘤药静脉外渗的护理

静脉滴注或静脉推注化疗药物时，如果使用不当，可使药物外渗到皮下组织，轻者引起红肿、疼痛和炎症，严重时可致组织坏死和溃疡，若较长时间不愈合，将给患者带来痛苦。

1. 外渗药物的分类

根据外渗后对组织的损伤程度，可分为3类：

（1）发疱性：外渗后可引起组织坏死的药物。如多柔比星、表柔比星、柔红霉素、放线菌素D、丝裂霉素、普卡霉素、氮芥、长春新碱、长春碱、长春地辛等。

（2）刺激性：外渗后可引起灼伤或轻度炎症而无坏死的药物。如卡莫司汀、达卡巴嗪、依托泊苷，替尼泊苷、链佐星等。

（3）非发疱性：无明显发疱或刺激作用的药物。如环磷酰胺、博来霉素、氟尿嘧啶、顺铂、米托蒽醌、门冬酰胺酶等。

凡不能肌内、皮下注射的化疗药物及抗生素类、植物碱类抗肿瘤药物在临床使用中，都要引起重视。

2. 药物外渗的原因

（1）解剖因素。年老体弱患者由于血管硬化等原因，使血管通透性增大、管腔变小导致血流减慢。如果将药物注入这些静脉，对局部的刺激增强，甚至发生外渗。

（2）生理因素。由于疾病的原因使得静脉压升高，如上腔静脉压迫综合征或静脉回流受阻，以及腋窝手术后上肢水肿。如果将药物经患肢静脉注入，会增加药物外渗的危险性。

（3）药理学因素。与药物的 pH 值、渗透压、药物浓度及药物对细胞代谢功能的影响有关，高浓度药物易引起损伤，为减低局部药物浓度，应给予缓慢静注。但延长注射时间又使药物与组织接触时间延长。因此，必须根据患者的静脉情况，选择合适的药物浓度，并在最短时间内注入。

（4）注射部位。这是一种可以由医护人员控制的因素，应避免在肘窝处注射，因该处发生药物外渗不易发现。手腕和手背上的神经和肌腱较多，选择该处的静脉注射药物，可能损伤神经和肌腱。理论上，最佳注射部位是前臂，该处静脉表浅，有足够的软组织，可防止损伤神经和肌腱。

（5）医源性因素。少数医务人员缺乏注射抗肿瘤药物的经验或发生药物外渗后没有采取适当的措施。另外，熟练的静脉穿刺技术至关重要，应避免在同一部位多次穿刺。

3. 外渗引起局部反应的机制

药物与组织细胞的 DNA、RNA 结合，引起细胞、组织坏死。蒽环类药物渗出后嵌在 DNA 双链中，引起的反应是慢性的，往往会在外渗后 7～10d 才出现红斑、发热和疼痛，易发展成溃疡，愈合很慢。因为正常细胞吞噬含有药物的坏死细胞碎片后，又发生坏死，形成链性反应。另外，化疗药抑制炎性细胞的生成，引起成纤维细胞受损。因此，外渗后引起的创面愈合较慢。

4. 临床分期

根据化疗药物的种类、渗漏量出现不同程度的临床症状和体征，一般分为 3 期：

Ⅰ期：局部组织炎性反应期，见于渗漏早期，局部肿胀、红斑、持续刺痛、剧痛、烧灼样痛。

Ⅱ期：静脉炎性反应期，见于渗漏后 2～3d，沿静脉走向出现条索状发红、肿胀，同侧腋窝或腹股沟淋巴结肿大，可伴有发热。

Ⅲ期：组织坏死期，浅层组织坏死，溃疡形成，侵入真皮下层和肌层，深者可侵蚀达骨骼。

5. 化疗药物渗漏的预防

（1）合理选择血管。见 P117 "静脉选择的基本要求"。

（2）提高专业技术。负责化疗输注的护士须经专业训练，有高度的责任心，掌握各个化疗药物的特性，化疗前应识别是发疱剂还是非发疱剂，对一些新药，必须详细阅读说明书。为避免操作中机械性损伤，要熟练穿刺技术，力求一针见血，提高静脉穿刺的一次成功率，如穿刺失败，不能使用同一静脉的远端。穿刺成功后正确固定针头，避免滑脱和刺破血管壁。拔针后准确按压针眼2～5min（有出血倾向者增加按压时间）。在注入发疱剂前，要对使用血管进行正确判断（血管部位、回血情况、静脉是否通畅等）。

（3）合理使用药物。掌握正确的化疗药物给药方法。不能用有化疗药液的针头直接穿刺血管或拔针，应先注入生理盐水确认有回血，无渗漏后再注入化疗药，输注期间应密切观察回血情况，局部有无疼痛等，注入后用等渗液冲洗，使输液管中的残余药液全部注入。联合用药时，应先了解药物刺激性的大小，原则上应先注入非发疱剂，如均为发疱剂，应先注入低浓度的，两种化疗药之间用等渗液（生理盐水或5%葡萄糖液）快速冲洗。在外周血管输注发疱剂时可用三通装置，一路注入发疱剂，一路快速注入等渗液，护士必须在床边密切监护直至药物安全输入体内。

（4）取得患者配合。化疗前对患者进行针对性的宣教，特别是初次用药时护理人员应做好解释，消除恐惧感。发疱剂滴注时，患者减少活动，化疗时如有异常感觉，如局部疼痛、肿胀等及时报告护士。

6. 护理原则

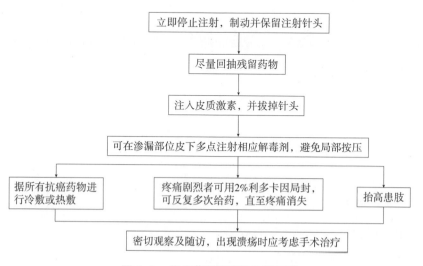

图6-2 化疗药物渗漏的护理原则

具体操作如下：

（1）一旦发现或怀疑渗出，立即停止输注并按以下程序处理。

（2）利用原针头接 10mL 无菌注射器进行多方向强力抽吸，尽可能将针头、皮管内及皮下水疱液吸出。

（3）局部使用解毒药：解毒药的目的是对抗药物的损伤效应，灭活渗漏药物，加速药物的吸收与排泄。但也有学者不主张使用解毒药，认为解毒药达不到理想中的期望值，反而使局部问题复杂化。

解毒药具体使用如下：局部常规消毒后，用无菌 1mL 空针抽取解毒药，做局部皮下封闭。即由疼痛或肿胀区域外缘向内做多点注射，封闭液使用量根据化疗药的种类、漏出量、漏出范围做相应增减。常用的方法为地塞米松 5mg ＋利多卡因 100mg 局部封闭，1 次 / 天，连续 3d。

（4）外敷：多数学者建议局部宜冷敷，一般使用 24h，最长可用至 3d，以减轻局部因肿胀而引起的疼痛，可使局部血管收缩，减少药物的扩散。长春碱类药物渗漏早期用冷敷还是用热敷，目前尚有争论。必要时局部用氢化可的松、50% 硫酸镁、8.4% 碳酸氢钠、中药如意金黄散、六神丸加蜂蜜等湿敷。抬高患肢，如渗漏部位由暗红色转为黑褐色，溃疡形成，说明局部已坏死，应将局部坏死组织广泛切除，进行外科换药或植皮。渗漏 24h 后，可考虑使用超短波、红外线、紫外线照射仪等，可达到止痛、消炎，促进局部吸收等作用。

（5）功能锻炼：渗漏发生后引起的疼痛往往使患者不敢活动患肢，长时间制动，可引起关节强直、肌肉萎缩，应指导、鼓励患者进行合理的屈肘、握拳等动作。

第六节　腔内化疗的护理

一、腹腔化疗的护理

腹腔化疗现在已广泛用于腹腔消化系统恶性肿瘤的治疗，目前多采用腹腔穿刺直接一次给药或经导管分次给药（图 6-3）。

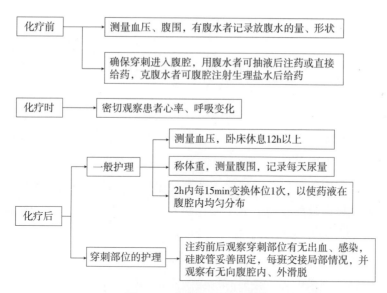

图 6-3　腹腔化疗的护理图

二、胸腔化疗的护理

胸腔穿刺抽液和注入化疗药物或生物制剂有助于解除压迫症状并控制胸腔积液，提高和改善生存质量（图 6-4）。

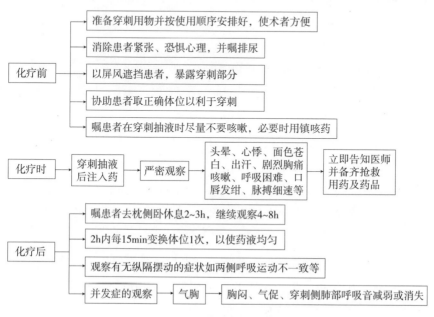

图 6-4　胸腔化疗的护理

第七节　肿瘤手术患者的护理

目前，绝大多数的肿瘤，从被发现开始，或至少从临床上能发现时起，就已经是全身性疾病，常见血行播散，也可能是无法避免的后果。因此，近年来，肿瘤的治疗手段已发生了巨大的变化。肿瘤外科的较新发展是：外科医生的注意力逐渐集中于如何巧妙地保护器官的结构和功能，重建由于肿瘤手术而造成的缺损，显微外科技术、人工器官和人工材料代用品、组织器官移植等开始应用于肿瘤外科手术。实施肿瘤外科手术必须遵循肿瘤外科手术的基本原则。这些原则最早由 Halsted 于 1894 年首先阐明，以后逐步得到发展与完善。①不切割原则。手术中不直接显露、接触、切割肿瘤本身，一切操作均应在远离肿瘤的正常组织中进行。②整块切除原则。肿瘤外科切除手术必须将原发癌与所属区域淋巴结进行连续性整块切除，而不能将其分别摘除或剔除。③无瘤技术原则。肿瘤外科手术执行无瘤技术原则必须像外科医生执行无菌原则那样严格，甚至更为严格。执行无瘤技术原则主要有两个目的：一是防止播散，二是防止种植。

一、护理评估

（一）既往史、用药史及药物过敏史

（1）询问患者有无手术史、手术时间、何种手术及手术性质、有无并发症。

（2）有无吸服麻醉毒品及长期服用安眠药史。

（3）了解治疗用药情况及药物所致的与手术有关的不良反应。

（二）身体评估

评估手术患者全身情况的同时，还要注意评估增加手术危险性的因素，诸如发育不全、营养不良、贫血、脱水、水肿、发绀、发热、消瘦或肥胖等。

1. 年龄

老年人，器官功能普遍低下，并常有脱水、血容量较低、营养不良等现象，容易发生休克，组织愈合差，手术并发症的发病率增高。老年男性患者常有前列腺肥大，术后易导致尿潴留和尿路感染等。

2. 营养状况

（1）营养不良。蛋白质及某些维生素不足者，手术麻醉的耐受力明显降低。

①蛋白质不足常伴低血容量或贫血，耐受失血和休克的能力降低，可并发组织水肿，致术后抗感染能力降低、创口愈合延迟。

②维生素缺乏可致凝血功能异常、肺或创口感染。

（2）肥胖

①肥胖者易并存肺功能减退，术后易并发肺感染和肺不张。

②肥胖者易患原发性高血压、心脑血管疾病、糖尿病、脂肪肝，易造成手术时或术后并发症。

③切口处脂肪组织缝合后易形成无效腔，且循环较差，创口感染的概率增加，易致手术切口或伤口裂开。

3. 水、电解质

（1）水电解质失衡。原因有摄入不足、发热、呕吐、腹泻、肠梗阻、消化道出血等。

（2）脱水及体液丢失。使术中和术后引起休克的危险性增加，易出现其他并发症。

4. 其他健康问题

心、肺、肝、肾疾病，糖尿病，过敏性及出血性疾病均可增加手术的危险性。

5. 肿瘤的性质

多数肿瘤需手术处理，良性肿瘤切除有良好疗效；对恶性肿瘤，手术能达到根治，延长生存时间或缓解症状的效果。

此外，肿瘤会造成器官的梗阻和压迫。常见的器官梗阻有肠梗阻、尿路梗阻、胆管梗阻等；肿瘤压迫组织器官，会产生相应的压迫症状，如声嘶、呼吸困难、排尿困难、进食梗噎感等。

6. 各系统状况的评估

（1）心血管系统。心血管系统常规收集的资料：①脉搏速率、节律和强度；②血压；③四肢循环状况、皮肤颜色、温度及有无水肿；④体表血管情况。心血管系统可以增加手术危险性的因素：①高血压累及其他器官功能；②冠心病；③贫血和低血容量现象；④近期有充血性心力衰竭（＜2个月）及心肌梗死

（＜6个月）。

（2）呼吸系统。呼吸系统常规收集的资料：①胸廓的形状；②呼吸频率、深度、形式（胸式、腹式）；③呼吸运动是否对称；④有无呼吸困难、咳嗽、咳痰、哮喘、发绀等；⑤有无上呼吸道感染现象；⑥吸烟史。呼吸系统可以增加手术危险性的因素主要有肺炎、肺结核、支气管扩张、哮喘及慢性阻塞性肺疾病、肺气肿等。

（3）泌尿系统。泌尿系统常规收集的资料：①排尿情况：排尿困难、遗尿、尿频、尿失禁等；②尿液情况：尿液浊度、颜色、尿量及尿比重等。泌尿系统可以增加手术危险性的因素有肾功能不全、前列腺肥大、急性肾炎等。

（4）神经系统。神经系统主要评估：①患者是否头晕、头痛、眩晕、耳鸣、瞳孔不对称；②步态不稳等病史。可以增加手术危险性的因素主要有颅内高压、昏迷。

（5）血液系统。血液系统主要评估患者是否有牙龈出血、皮下紫癜、外伤后出血不止。其中，可以增加手术危险性的因素：①有出血倾向史；②出、凝血时间不正常，血小板减少；③术前使用过抗凝剂。

（三）实验室及辅助检查

1. 肿瘤的实验室及辅助检查

血、尿、便常规检查，MRI（核磁共振成像）、CT等影像技术有助于确定肿瘤的大小、位置、有无转移等，为手术做好准备。

2. 术前常规检查

检查患者的心、肝、肺、肾等各脏器的功能。对同时患有其他严重疾病者，术前须一一进行医治，以提高各主要脏器的功能储备。例如，合并有心血管疾病的患者，术中和术后可能出现心功能不全或心律素乱，故在手术前要积极控制并发症，以免手术时出现意外。病情较严重者，应予以心电监护；对于高血压患者，术前须将血压降低至适应手术的水平，术前1d停服降压药，并向患者做好有关手术方面的解释工作，稳定其情绪；合并有气管炎、慢性支气管炎或肺气肿的患者，有潜在肺功能不全的可能性，术前须有效控制呼吸道感染，并预防性使用抗生素。

3. 乙肝、丙肝、HIV等传染病检查

检查患者有无乙肝、丙肝、HIV等传染病，以便采取相应的防护措施，保护医护人员的安全。如果肿瘤破裂等急诊手术，未做常见传染病阳性检查，应按标准预防措施进行手术。

（四）心理社会情况

无论手术大小，患者在手术前总会有些情绪反应，对手术的害怕程度未必与疾病的严重性成正比。

1. 一般会导致患者手术前害怕的因素

（1）麻醉。患者如果不了解麻醉的目的和效果，会害怕麻醉。

（2）疼痛与死亡。担心手术疼痛、麻醉后醒不过来或手术过程中醒来。

（3）对未知的害怕。患者面对不可预测的手术感到害怕，认为医护人员对其有所隐瞒而感到害怕。如果患者对手术未来有较多的了解，即能减低害怕程度。

（4）害怕分离。手术室是隔离单位，患者的亲人、朋友无法进入；而手术室的环境与工作人员对患者而言均十分陌生，会令其感到害怕、不安。

2. 患者常见心理表现方式

患者认为医生诊断错误，自己不可能患这种病而忽视疾病的症状；退化的患者更依赖，可表现为哭泣、情绪激动等；有些患者可能表现的"理智化"，他们不谈论自己的情绪，只理性地谈论病情及手术情况。

二、护理诊断

1. 焦虑、恐惧

对自身疾病不了解，害怕肿瘤不能切除，怕影响预后；对麻醉不了解，怕麻醉不安全，发生意外情况；怕手术致残或失去有意义的器官；对家庭信任不足，怕给家庭经济带来负担，怕被家人或亲人抛弃；怕手术后伤口疼痛和术后并发症发生；过去有与手术有关的不良经历。

2. 睡眠型态紊乱

与疾病的不适、环境的改变、术前的恐惧和焦虑有关。

3. 知识缺乏

与从未患过此病、未经历过此类手术、未接受过此方面的教育有关。

4. 营养不足

低于机体需要量，机体摄入食物困难，如食管癌；机体代谢率增高；与治疗有关的因素，如术前化疗患者食欲下降；缺乏正确的知识，不了解所需的营养成分或不当的饮食习惯；缺乏社会支持，如经济问题等；与患者情绪有关的因素，如术前紧张、抑郁、恶心、呕吐等。

三、护理计划与实施

（一）手术患者术前的身心准备

1. 减轻患者的焦虑和恐惧

无论何种患者，医护人员均须正视患者的情绪反应，因为过于紧张的精神状态会影响患者的睡眠、食欲，还可通过神经内分泌系统影响机体免疫功能，对手术不利。鼓励患者说出他的感受，并提供有关手术的正确信息，给予患者及家属适当的支持。术前做好患者的心理护理，使其能接受手术治疗且能减轻不适感。在整个过程中护理人员均须注意患者的感受及其说话的方式和态度，要以热情和蔼、关切同情的态度，深入浅出地讲解疾病的有关知识，有针对性地解除患者的思想顾虑，做好解释以消除患者对手术的恐惧，帮助患者做好手术前的心理准备。

（1）术前了解患者及家属的心理活动，采取针对性的护理措施，使患者处于接受手术的最佳心理状态，争取患者术前、术中、术后主动配合，以保证手术顺利进行。

（2）向患者解释术前 1d 准备的内容和意义，解释术中、术后可能遇到的问题；使其做好思想准备，主动配合医疗和护理。

（3）以热情和蔼的态度关心患者，并热情地接待患者和家属。

（4）采取给予宣传手册或集体上课、听录音、看录像等方式提供术前常规教育，如向患者及家属介绍术前、术后护理常规，介绍环境、手术当日的护理及术后情况。

（5）酌情介绍手术治疗的目的、手术程序、可能发生的不适等，以恰当的语言给患者做具体的解释，但应注意保护性医疗。

（6）介绍可能留置引流管、氧气管、导尿管的目的及意义。

（7）介绍麻醉方式、麻醉后反应及注意事项，告知伤口疼痛是必然的、暂时的。

（8）介绍患者结识同类手术康复者，通过"现身"说法，减轻患者忧虑。

（9）与患者沟通，鼓励患者表达自己的想法及期望了解的信息，了解患者焦虑、恐惧的原因。

（10）以认真细致的工作态度、娴熟的技术获得患者的信任，取得患者的配合。

（11）安排娱乐活动，帮助患者分散注意力以减轻害怕、孤独感。

（12）指导患者运用合适的放松机制减轻焦虑，如放松疗法。

（13）针对手术的老年人。由于老年人生活单调、枯燥，子女不在身边或工作繁忙而感到孤独，当疾病折磨时，易产生疑虑、悲观等心理障碍，表现为烦躁、易怒，对医护人员的诊疗计划不能理解，甚至发生偏见，不能配合，而延误术前准备，给治疗和护理带来很大困难，术后并发症的发生率也必然增高。为此，应特别注意老年患者的心理。

（14）必要时解释医院的其他规定，如探视时间、手术时等候地点、术者如何向他们交代病情等。

进行以上工作时，护士应评估患者和家属达到事先共同制定好的学习目标的能力，以及是否需要进一步的教育和支持。

2. 补充营养

手术是一种创伤性治疗，手术后的愈合需要足够的营养，对营养不良的患者给予合理的营养支持，可改善机体代谢，增加患者对手术的耐受力，降低手术危险性，促进术后早日康复。

（1）给患者饮食知识的指导，如所需的热量、蛋白质、维生素等在手术过程中的重要意义及营养缺乏导致的危害性。

（2）观察患者进食、吞咽和咀嚼能力，尽可能找出引起进食困难和恶心、呕吐的原因和缓解办法。

（3）为患者提供良好的进餐环境，不要在患者餐前进行护理操作。

（4）准确记录营养摄入量和出量。

（5）监测血清白蛋白、血红蛋白水平及体重情况。

（6）当患者不能经口进食或吸收不良时，可遵医嘱执行支持疗法，如静脉补充液体、白蛋白、血浆、全血等。

3. 矫正体液不足和电解质失衡

患者有脱水情况时，可静脉补液重建体液和电解质平衡。正确记录出入量，监测电解质情况，如 K^+、Na^+、Cl^-、Ca^{2+} 等。

4. 不同手术部位的特殊准备

（1）食管癌患者。对有明显食管梗阻的患者，自术前 3d 起每晚用温生理盐水或 1%～2% 碳酸氢钠溶液冲洗食管，清除积存的食物、以防黏膜感染及水肿，以利于吻合口愈合，手术晨再次冲洗，抽尽胃液留置胃管。对食管上段癌患者，不宜冲洗，以防误吸。对选用结肠代食管的患者，必须做好结肠的清洁准备。

（2）胃癌合并幽门梗阻患者。应自术前 3d 起，每晚用温盐水洗胃减轻胃黏膜水肿，利于术后切口愈合。

（3）大肠手术患者。应进行肠道准备，术前 3d 进流食，并口服缓泻药，番泻叶 10g 每日 1 次，链霉素 1g 每日 2 次，甲硝唑 0.4g 每日 3 次，维生素 K 48mg 每日 3 次。对不完全梗阻患者，术前晚清洁灌肠时应用较细的肛管，涂石蜡油，轻轻地将管插入直至通过肿瘤部位，进行低压灌肠，缓慢拔出肛管后，嘱患者用纸垫堵住肛门，使溶液在肠内保留时间长一些，以取得满意效果（至排出澄清液为止），避免多次灌肠，增加患者痛苦；或手术前 1d，2h 内口服恒康正清液 3000～4000mL（首次 600～1000mL，以后每间隔 10～15min 服 1 次，每次 250mL），直至排出水样便为止。无梗阻患者可口服洗肠液：2000mL 洗肠液＋3000mL 水于 1h 内喝完，注意观察患者神志、生命体征，及时发现水中毒。

（4）阴道手术或子宫肌瘤合并感染的患者。应予术前 3～5d，每日用 1∶1000 呋喃西林或 1∶5000 高锰酸钾溶液行阴道灌洗，以减少术后并发症。

（5）甲状腺手术的患者。术前指导患者进行头颈过伸位训练，以适应术中操作。术后床旁常规准备无菌气切包、拆线包、吸引器及抢救药物等。

（6）颈内动脉瘤患者。手术前应行颈动脉压迫训练，以建立有效充分的侧支循环。在患者能耐受 20～30min，且不出现头晕、眼黑、失语及对侧肢体麻木的情况后，才可实施手术治疗。

5. 术前常规护理

（1）皮肤准备。目的是减少患者皮肤上的细菌至最少程度，以免术后伤口感染或愈合不良。一般皮肤准备的范围：

①乳腺手术：应包括同侧上臂 1/3 及腋窝部皮肤，剃去腋毛。

②胸壁手术：切口前后胸壁皮肤应超过腋中线 5cm 以上。

③腹部手术：以切口为中心周围 15～20cm，下腹部及腹股沟部手术包括大腿上 1/3 前内侧及会阴部皮肤，并剃去阴毛。

④会阴部及肛周手术：应剃去阴毛。

⑤四肢手术：以切口为中心，上下 20cm 以上，一般多准备患侧整个肢体。

特殊手术部位的皮肤准备：

①颅脑手术：术前 3d 应剪短头发，并每日洗头 1 次（急诊除外），手术前 2h 剃头发，剃后用肥皂洗头，并戴干净帽子。

②颜面手术：尽量保留眉毛，不予剃除。

③口腔内手术：入院后经常保持口腔清洁卫生，术前用复方硼酸溶液漱口。

（2）术前营养。肿瘤是慢性消耗性疾病，加之食欲不好，术前如不补充充足的营养，会给术后伤口的愈合及功能恢复造成很大的障碍，易并发感染，因此术前应给予高蛋白、高热量、高维生素、低脂饮食，纠正低蛋白血症。

（3）胃肠道准备。对消化系统肿瘤一般在术前 5d 起进无渣饮食，术前 1 日进流食，当晚 8 时开始禁食，全麻手术术晨禁水，涉及到消化道的手术一般要置胃管以备胃肠减压或鼻饲。消化道术前普通灌肠 1 次，以防术后胀气及便秘。对大肠手术，肠道准备更应充分，术前 3 日服不易吸收的磺胺药或抗生素，术前下午服泻剂，当晚和术晨各清洁灌肠 1 次，以减少术后感染，促进康复。

（4）呼吸道准备。戒烟以减少呼吸道分泌物；控制感染；训练患者做深呼吸和有效咳嗽。

（5）其他。对估计术后卧床时间较长者，在术前要训练床上排便，以免术后引起排便困难、尿潴留等。

（二）术后常规护理

1. 全麻患者麻醉清醒前护理

（1）患者未清醒前应设特护，并严密观察病情进行护理。

（2）安置合适卧位，除特殊医嘱外，患者行去枕平卧位，应保持其头部偏向一侧；如有舌后坠，应将下颌向上托起或用舌钳将舌拉出，保持气道开放。

（3）气管插管未拔除者，应给予吸氧，及时将气管内痰液吸出，以保持呼吸道通畅。

（4）患者未清醒前常有躁动，为防止坠床及输液管、引流管脱出，应用约束带约束。

2. 病情观察

（1）评估生命体征。密切观察患者病情变化；监测生命体征，每隔15～30min测量1次血压、脉搏、呼吸，每4h测量1次体温；至情况稳定后，每小时测量1次血压、脉搏、呼吸；术后24h可改为每2h测量1次，直至术后48h；以后病情平稳可改为每4h测量1次。

（2）评估伤口。观察肤色、引流管是否接妥、伤口敷料情况，尤其是术后24～48h内，注意观察切口敷料是否潮湿，引流液颜色及引流液量，疑有出血倾向者应立即报告医师，及时进行处理。除药物止血外，必要时准备手术止血。

（3）评估意识恢复情况。术后患者意识恢复较慢时，注意有无肝功能损害、低血糖、脑缺氧、休克等所致的意识障碍。

3. 疼痛管理

手术切口疼痛多发生于术后24h内，24h以后疼痛逐渐减轻。咳嗽、活动等刺激可以加重疼痛。因此，应协助患者行半卧位以减轻切口张力。为患者安排安静的治疗环境，限制访客。患者咳嗽时，在护士的协助指导下用双手按压伤口两侧，以利排痰。适当应用镇痛剂，有镇痛泵者教会患者使用。评估并记录疼痛发作次数、时间、性质、部位、间隔时间、诱发因素、缓解方法及镇痛剂效果。

4. 各种引流管的管理

（1）心理护理。患者术后若带有多根引流管，易产生各种顾虑，护士应向其说明引流的目的、意义及引流管一般放置时间，以取得其配合。

（2）护士应了解引流管放置的部位及目的，以便观察护理。

（3）注意观察各种引流管引流液的性质及量，保持引流管通畅，并准确记录。

（4）防止引流管脱出：应将各种引流管固定良好；引流管远端，应留出足够长度以利患者活动时减少牵拉，并防止脱出。改变姿势时，注意避免压迫或扭曲引流管，保持引流管通畅。

5. 静脉输液的护理

保持输液通畅，遵医嘱注意补充葡萄糖和维持水、电解质平衡。静脉补液时，应将高渗葡萄糖、抗生素、止血剂、保肝药物的用量分上、下午有次序地输入，以利于吸收。

（1）输液时高渗性液体与渗透压较低液体混合输入。

（2）卧床期间嘱患者在床上活动，下肢做屈伸运动或抬腿锻炼，每日3次，每次15～30min。

（3）出现静脉炎症状，如沿静脉走向出现发红、疼痛、肿胀、发热时，应禁止在该肢体继续输液，局部湿敷硫酸镁，配合理疗。

6. 饮食护理

对于术后禁食、行胃肠减压者，待肠蠕动恢复后逐步给予流质、半流质饮食，直至正常饮食。

7. 体位与活动

选择体位时，要分清主次，权衡利弊，以能增加患者舒适，促进引流，减轻疼痛以及易于呼吸为原则，根据病情随时调整。

有时需依手术情况保持一定的姿势，如隆突重建手术后体位是护理的关键，颈前屈位可以减轻手术后吻合口的张力，如果张力过大会影响吻合口的愈合，严重者可造成吻合口崩裂。在患者术后回病房的搬运过程中要保持颈前屈位，而后采取平卧位，待患者血压、心率、呼吸平稳，完全清醒后6h改半卧位，并且继续保持颈部前屈位。医生术中用丝线在下颌与前胸部固定缝合两针，确保前屈15°～30°限制颈部随意运动，避免发生后仰。

颈部前屈位的锻炼方法：①在颈后部放一靠垫，将病床摇至30°～45°，被动前屈位。②将移动餐桌放于胸前，桌上放一软垫，坐起时双手伏于桌面上，头前屈靠在手背上，以缓解被动体位的疲劳，需卧床1周，15d后拆除固定丝线，仍保持前屈位3个月，嘱患者只能平视，避免剧烈活动、抬头及伸颈，3个月后可逐渐增加伸展度，直至抬头、后仰。

手术患者血压平稳后，可给予半卧位。依具体病情指导术后活动，如病情允许，鼓励患者早期进行床上活动，以防止术后并发症的发生，同时促进机体恢复。在患者特护期间，护理人员提供生活护理，满足患者的需求。

在照顾患者的过程中，除提供前述的护理措施外，护理人员亦应不断地对患者进行评价，以了解护理目标是否达成，评估资料是否周全；护理诊断是否正确。同时应综合考虑患者的年龄因素，因为在接受大手术后，老年患者较年轻患者更易合并心脏方面的并发症、其营养状态及机体功能亦有所下降。因此，更加需要密切监测。

四、护理评价

（1）患者能顺利接受各种检查与治疗措施。护理人员提供的护理措施使患者产生的不适与不良反应减至最低。

（2）患者及家属能适应癌症带来的压力，并能有效的应对压力。

（3）患者获得足够的营养，充分的休息与睡眠。

（4）所提供的疼痛控制方法与技术有效。

（5）了解患者的心理反应，及协助发展适当的技巧。

五、出院指导

出院指导的常规各医院不同，但主要包括饮食、休息、用药、可能发生的并发症、复查注意事项，以及手术部位的护理。临床某些手术也需要特殊的出院康复指导，如乳腺癌术后的功能锻炼、造口患者的术后护理等。

（一）指导乳腺癌患者术后做患侧肢体功能锻炼

1. 术后 24h 内

活动手指及腕部，可做伸指、握拳、屈腕等锻炼。

2. 术后 1～3d

进行上肢肌肉的等长收缩，利用肌肉泵作用促进血液、淋巴回流；可用健侧上肢或他人协助患侧上肢进行屈肘、伸臂等锻炼，逐渐过渡到肩关节的小范围前屈、后伸运动（前屈 < 30°，后伸 < 15°）。

3. 术后 4～7d

患者可坐起，鼓励患者用患侧手洗脸、刷牙、进食等，并进行患侧手触摸对侧肩部及同侧耳朵的锻炼。

4. 术后 1～2 周

术后 1 周皮瓣基本愈合后，开始做肩关节活动，以肩部为中心，前后摆臂。术后 10d 左右皮瓣与胸壁粘贴已较牢固，循序渐进地做抬高患侧上肢（将患侧的肘关节屈伸、手掌置于对侧肩部，直至患侧肘关节与肩平）、手指爬墙（每天标记高度，逐渐递增幅度，直至患侧手指能高举过头）、梳头（以患侧手越过头顶梳对侧头发、扪对侧耳）等锻炼。

指导患者做患肢功能锻炼时应注意，锻炼的内容和活动量应根据患者的实际情况而定，一般以每日 3～4 次，每次 20～30min 为宜；应循序渐进，功能锻炼的内容应逐渐增加；术后 7～10d 内不外展肩关节，不要以患侧肢体支撑身体，以防皮瓣移动而影响创面愈合。

（二）乳腺癌患者术后淋巴水肿的预防

（1）保护患侧上肢。平卧时在患肢下方垫枕抬高 10°～15°，肘关节轻度屈曲；半卧位时屈肘 90° 放于胸腹部；下床活动时用吊带托起或用健侧手将患肢抬高于胸前，需他人扶持时只能扶健侧，以防腋窝皮瓣滑动影响愈合；避免患肢下垂过久。

（2）按摩患侧上肢或进行握拳及屈、伸肘运动，以促进淋巴回流。肢体肿胀严重者，可戴弹力袖促进淋巴回流。

（3）逐步建立一种持续的、有一定强度的日常运动模式。活动时避免肢体过分疲劳，当肢体感到疼痛时要休息。

（4）在活动中及活动后注意监测患肢的大小、形状、质感、疼痛或沉重感是否有改变。

（5）保持理想体重。

（6）勿在患侧上肢测量血压、抽血、输液或注射。

（7）穿着合体的衣服，佩戴宽松的首饰，不戴过紧的项链和弹力手镯。

（8）不要暴露于极度寒冷的环境中，避免引起水肿复发或皮肤皲裂。

（9）避免长时间（＞15min）接触热环境，尤其是热水和桑拿浴。

（10）避免患肢浸泡在高于 39℃ 的水中。

（三）造口患者术后护理

1. 饮食指导

（1）进易消化的饮食，防止饮食不洁导致食物中毒或细菌性肠炎等引起腹泻。

（2）调节饮食结构，少食洋葱、大蒜、豆类、山芋等可产生刺激性气味或引起胀气的食物，以免频繁更换肛门袋影响日常生活和工作。应以高热量、高蛋白、丰富维生素的少渣食物为主，以便大便干燥成形。

（3）避免食用可致便秘的食物。

2. 指导患者正确使用人工肛门袋

（1）人工肛门袋的选择及安放。根据患者具体情况及造口大小选择适宜的肛门袋。清洁造口及周围皮肤并待其干燥后，除去肛门袋底盘外的粘纸，对准造口贴紧周围皮肤，袋口的凹槽与底盘扣牢，袋囊朝下，尾端反折，并用外夹关闭。必要时用有弹性的腰带固定人工肛门袋。

（2）人工肛门袋的清洁。当肛门袋内充满 1/3 的排泄物时，须及时更换清洗。可用中性肥皂或 0.5% 氯己定（洗必泰）溶液清洁皮肤，擦干后涂上锌氧油，以保护皮肤，防止局部炎症、糜烂；同时观察造口周围皮肤有无湿疹、充血、水疱、破溃等。

（3）人工肛门袋的替换。除一次性造口袋外，肛门袋取下后可打开尾端外夹，倒出排泄物，用中性洗涤剂和清水洗净，或用 1∶1000 氯己定（洗必泰）溶液浸泡 30min，擦干、晾干以备下次替换。

3. 泌尿造口

患者要注意观察造口感染征象，如造口流出的尿液变混浊，而且不断产生异味；如尿液量减少，色素加深甚至有血色。除多饮水外，应尽快就医检查。

4. 尿袋、造口周围皮肤的保护

如在尿袋中或在造口周围皮肤上有白色的小颗粒聚集，主要是饮水不足所致。应多饮水，每日最好在 8 杯（约 2kg）以上；可用酸性液体（1 份白醋、3 份水）混合后清洁碱性结晶体。

5. 已恢复健康的患者

经医生允许后，可继续参加工作和运动。同时应注意尽量避免举重运动，避免摔跤运动。

6. 着装时应避免过紧过窄的衣服

腰带勿扎在造口位置，以免造口受压，引起局部肠黏膜坏死。

7. 沐浴指导

沐浴时可更换新肛袋或将肛袋除去，水分不会自造瘘口进入体内。

8. 排便

患者可在睡觉前锻炼排便，开始时可以定时灌肠，逐渐养成定时排便习惯。

9. 夫妻生活

手术初期身体及心理未完全康复适应，应给予自己及伴侣一些时间逐渐适应，性生活前可先将肛袋排空，或换上迷你造口袋。

10. 外出指导

外出旅游前应做好准备，逐渐从短途旅行过渡到长途旅行；同时准备充足的造口护理用品，如造口袋、腰带及除臭剂、止泻药。注意饮食卫生，尽量不改变饮食习惯。

（四）全喉切除及喉成形术患者指导

1. 发音指导

全喉切除术患者，发音功能丧失，语言交流障碍。患者可购买写字板或学习手语；也可选择使用人工喉或电子喉；参加食管发音学习班，掌握食管发音技巧，以达到有效沟通的目的。

2. 气管造口的管理

（1）注意套管带的松紧度，以能容纳 1 指为宜，谨防脱管。

（2）保持造口周围皮肤清洁，每日更换两次套管垫，套管垫可采用流通蒸气消毒法消毒灭菌。

（3）保持气管套管通畅：可用煮沸消毒法，每 6～8h 消毒内套管 1 次；气管套管内交替点抗生素药液、痰液稀释药液，以防呼吸道感染和形成痰痂，有条件者可使用脚踏式吸痰器，抽吸无法咳出的痰液。

（4）可在气管套管口处放置一块湿纱布，防止灰尘、异物落入，同时可起到湿润空气的作用。

（5）观察造瘘口是否狭窄，造瘘口直径不能小于 1cm，如发现造瘘口缩小，应立即带全喉套管（12 号短管），每日刷洗、消毒两次。

（6）由于气管套管压迫气管前壁以及胃酸反流等因素的影响，长期带管的患者应注意观察有无出现出血现象。

（7）谨防洗头、沐浴时气管套管内进水；天气寒冷时，减少外出活动以避免冷空气刺激。

（五）皮瓣移植术患者指导

密切观察皮瓣的颜色、温度，如颜色苍白或青紫、局部变冷应及时通知医生。

（六）宫颈癌术后性生活指导

（1）正确和谐的性生活是调节和维持机体正常内分泌功能的重要因素；尤

其对于康复期间的患者，恢复正常性生活十分必要，性功能的恢复可以从另一方面反映机体的恢复。

（2）宫颈癌术后 3 个月内应避免盆浴、游泳、性生活，建议术后 3 个月恢复性生活。

（3）性生活的强度以不感到勉强，并在次日不感到疲乏为宜；频度与患者的体质、年龄、康复程度有关，应适当低于病前，以免体力过分消耗，影响身体康复。

（4）如有性交疼痛，可采取一些特殊体位，如女上位、后进位等方式，由女方掌握阴茎插入的深度，有助于避免疼痛。

（5）对于术后性欲降低，可采用激素替代疗法；阴道分泌减少，阴道干涩者性交时可局部使用润滑剂。

（6）性生活可以用其他很多方式表达，如特意的举止、打扮，语言及接吻，抚摸与自慰等。当患者由于各种原因不想性交或性交困难时，可以通过性的其他表达方式来获得愉悦。即使体力十分不足，也可采用这些方式表达夫妻性爱感情。

第八节　肿瘤放疗患者的护理

放射肿瘤学是利用辐射能对生物组织作用后的临床效应治疗癌症，与外科肿瘤学、内科肿瘤学共同成为治疗恶性肿瘤的主要手段。据统计资料显示，有 65% ～ 75% 的患者在治疗过程中接受过放射治疗。1998 年世界卫生组织公布的统计报告表明，45% 的恶性肿瘤可以治愈，其中放射治疗治愈 18%。

肿瘤的放射治疗至今已有一百多年的历史，随着科学技术的进步和医学科学的发展，特别是影像学、计算机技术、放射物理和放射治疗设备迅速发展并在临床中得到广泛应用，放射治疗在近十几年呈现出飞速发展。尤其是 CT、MRI、PET 等先进影像技术，使得肿瘤的诊断更加精确，肿瘤与正常组织和器官的关系及体内状态能以三维的方式反映出来；通过计算机治疗计划系统设计三维剂量分布，把放射治疗高剂量分布与肿瘤或照射靶区形态达到一致。三维适形放射治疗，特别是调强放射治疗，不但提高了肿瘤的照射剂量，使肿瘤局部控制率显著提高；同时减少了对肿瘤周围正常组织及器官的照射，可以降低合并症的发生概率，提高患者生活质量。

一、放射源的种类与照射方式

（一）放射源的种类

放射治疗常用的放射源主要有 3 类：

（1）放射性核素放出的 α、β、γ 射线。

（2）X 线治疗机和各类加速器产生的不同能量的 X 线。

（3）各类加速器产生电子束、质子束、中子束、负 π 介子束，以及其他重粒子束等。

（二）照射方式

1. 远距离治疗（外照射）

远距离治疗是放射源离开人体一定距离，集中照射人体某一病变部位。放射线必须经过体表才能到达肿瘤部位，如 ^{60}Co 远距离治疗，电子直线加速器的高能 X 线及电子束治疗等。

2. 近距离治疗（内照射）

近距离治疗是将施源器置入被治疗的组织内或天然体腔内，控制放射源自动进入施源器进行照射，并按设计程序自动退出。例如，腔内照射、组织间照射、术中照射和放射性核素敷贴等。最常用放射源为 ^{192}Ir。近距离治疗多用于外照射后残存或复发的病变，是外照射的一个很好的补充，很少单独使用。

二、放射治疗的目的

1. 根治性放疗

目的是消灭肿瘤，把肿瘤彻底消灭掉，在正常组织损伤很小的情况下，根治恶性肿瘤达到长期治愈。适用于临床 Ⅰ、Ⅱ 期及部分 Ⅲ 期病例。

2. 姑息性放疗

适用于肿瘤晚期、不能治愈的患者。目的是阻止肿瘤病变进展，缓解疼痛或解除压迫症状，改善生活质量，延长生存时间。

3. 放疗的综合治疗

目前恶性肿瘤的 5 年生存率达 45%，生存率提高的原因：早期患者的比例增高；综合治疗的进步。

放疗的综合治疗包括：

（1）放射治疗与手术的综合治疗。术前放疗、术中放疗、术后放疗。

（2）放射治疗与化疗的综合治疗。联合化疗、辅助化疗、同步放化疗等。

（3）放疗与放射增敏剂使用。

（4）放疗与靶向治疗药物使用。

三、放射治疗前准备

（1）患者在放疗开始前应摘除金属物质，如金属牙套、戒指、手表等；气管切开的患者将金属套管换成塑料套管或硅胶管，以免与金属物质相邻的组织受量增加而造成损伤。

（2）头颈部肿瘤患者放疗前要做好口腔的预处理，保守治疗照射野内的患齿，充填龋齿，拔除短期内难以治愈的患牙和残根。如有严重的齿龈炎，要积极对症处理，以免诱发放疗并发症。

四、身体评估

1. 健康史及相关因素

（1）一般状况。性别、年龄、职业、民族、婚姻状况、文化程度等。

（2）病情。与肿瘤发病的相关情况（临床分期等）、目前主要症状等。

（3）既往史。药物过敏史、慢性心、肺疾病、传染病史等。

2. 身体状况

（1）全身状况。意识状态、生命体征、生活自理能力、皮肤完整性、营养状况、饮食、睡眠、二便情况等。

（2）局部状况。有无肿瘤压迫症状（疼痛、运动或感觉障碍）、梗阻状况（气道、食管、肠道）、出血、感染等。

（3）跌倒的危险因素。①脑损伤导致的肢体功能障碍、肌肉萎缩、运动失衡等。②颅压增高（如脑转移瘤、脑瘤术后放疗）、癫痫等。③肿瘤引起视觉障碍（视力下降、视野缩小、偏盲、复视等）、定向障碍、行动能力差等。④骨转移、贫血、体质虚弱、排尿排便频繁；高血压、冠心病、直立性低血压、眩晕症、既往有跌倒史等。⑤应用某些药物，如镇静催眠药、降糖药、镇痛药、镇吐药、利尿剂、降压药等可以影响患者的神志、精神、视觉、步态、平衡、血压而易引起的跌倒。⑥特殊人群，如幼儿、高龄肿瘤患者等。

（4）辅助检查。影像检查、实验室检查、病理检查结果等，以评估有无放疗适应证和机体对放疗的敏感程度。

3. 心理社会因素

评估患者及其家属对疾病的认知和配合程度、心理承受状态、家庭经济承受能力、家庭及社会支持状况，判断其对放疗的接受程度。

五、放疗期间常见的并发症及处理

（一）头颈部肿瘤

1. 皮肤急性放射毒性反应

（1）临床表现。照射野皮肤反应程度与放射源种类、照射剂量、照射野的面积及部位、患者体质等因素有关。一般电子射线照射的皮肤反应较重，表现为：放疗 15～20Gy 开始出现照射野皮肤干燥、发红、轻度瘙痒；随剂量增加症状渐加重，出现暗色红斑、干性脱皮或脱发；继而出现触痛性或鲜色红斑，皮肤皱褶处有片状湿性脱皮或中度水肿，继续发展为皮肤皱褶以外部位融合的湿性脱皮，凹陷性水肿。经及时对症处理后，可以缓解不适症状，控制反应进展，一般不会发展到溃疡、出血、坏死的程度。护士要注意观察并记录照射野皮肤反应的范围和程度，并根据急性放射损伤分级标准进行评估。

（2）皮肤毒性反应的常用药物。①干性反应：局部外用薄荷淀粉、氢地油等，可起到清凉止痒作用。②湿性反应：氢地油、金因肽或湿润烫伤膏外用，可减轻局部炎症反应、促进皮肤愈合，根据情况可应用抗生素预防感染。

（3）护理目标和健康指导

护理目标：维持清洁与舒适，预防感染，促进愈合。健康指导：①建议穿柔软宽松、吸湿性强的纯棉内衣；颈部有照射野者，要求衣领柔软或低领开衫，便于穿脱，以减少机械性刺激。②保持照射野皮肤的清洁干燥，特别是多汗区皮肤，如腋窝、腹股沟、外阴等处。剃毛发时宜用电动剃须刀，以防损伤皮肤。照射野区域皮肤，可用温水软毛巾温和清洗，禁用碱性肥皂搓洗；不可涂酒精、碘酒药膏，以及对皮肤有刺激性的药物、化妆品；切勿贴胶布；不用冰袋和暖具等。③照射野局部用药后，宜充分暴露、切勿覆盖或包扎，外出注意防晒保暖。④当皮肤出现结痂、脱皮时，忌用手撕剥，以免造成皮肤损伤。皮肤色素沉着不必进行特殊处理，放疗结束后会逐渐恢复。

2. 放射性口腔黏膜炎

（1）临床表现。一般在治疗后 1～2 周（10～20Gy）开始出现程度不一的充血、水肿，常伴有味觉改变、口干和唾液黏稠等，出现的时间早晚有个体差异。两周以后照射区域内黏膜充血明显加重、伴疼痛，随后出现纤维蛋白、白细胞等渗出物形成的点状或片状假膜。随放疗继续可出现糜烂或溃疡、疼痛加重、进食受限，只能进半流食或流食，严重者因疼痛不能进食。护士应每周观察黏膜反应情况，并根据急性放射损伤分级标准进行评估。

（2）口腔黏膜反应的常用药物

治疗目标：尽量减轻黏膜受损、缓解口腔疼痛。具体措施：①口咽部明显充血水肿、白膜、溃疡形成时给予相应处理：氯酮液或金喉键等药物喷口腔，或口腔溃疡陈涂于口腔溃疡面，可起到保护口咽黏膜、消炎镇痛、促进溃疡愈合等作用。②生理盐水 250mL＋20% 利多卡因 10mL 含漱，或地卡因糖块于餐前含服，可减轻进食引起的疼痛症状，也可合理应用镇痛药。③预防性使用抗生素，必要时可暂停放疗。

（3）护理目标及健康指导

护理目标：维持清洁、预防感染，湿润口腔、维持黏膜完整性，促进愈合与舒适，维持最佳营养状况。健康指导：①保持良好的口腔卫生，餐后睡前漱口，清除食物残渣，预防感染和龋齿发生。建议使用软毛牙刷、含氟牙膏。②根据不同情况选择适宜的漱口水，如 0.5% 过氧化氢、口泰或朵贝尔漱口液含漱，每日数次。口腔自洁困难者，护士应协助完成口腔护理，防止感染。雾化吸入可以使口咽湿润舒适，促进创面愈合。③饮食以软食为宜，避免过热、过硬及刺激性食物，以减少对口腔黏膜的刺激；红肿红斑处勿用硬物刺激，以免黏膜受损出血。④当出现口腔黏膜反应时应禁食，给予鼻饲饮食或静脉营养。

3. 口腔干燥症

（1）临床表现。口腔黏膜干燥、味觉迟钝，固体食物咀嚼吞咽功能障碍，甚至影响语言表达。由于唾液分泌少，口腔自洁能力下降，容易发生龋齿及口腔感染。当照射野包括腮腺、颌下腺、舌下腺及颊腺时，唾液分泌不足是口干的主要原因，常伴随发生味觉异常。口干程度、持续时间与照射的剂量和范围有关，口干程度根据急性放射损伤分级标准（涎腺急性放射反应分级）进行评估。

（2）护理目标及健康指导

护理目标：维持黏膜完整，促进舒适，预防龋齿发生，维持最佳营养状态。健康指导：①减少各种不良因素（温度、化学性、机械性）刺激，进半流食、含水量高的食物，利于吞咽、减少损伤，维持口腔黏膜完整。②润滑口腔黏膜，用清水或茶水漱口湿润口腔，注意水分补充；使用加湿器，保持室内相对湿度，雾化吸入以减轻口干症状。③保持口腔清洁，餐后睡前漱口，清除食物残渣，预防感染和龋齿发生。④维持最佳营养状态，以耐受治疗。

4. 鼻咽出血（潜在并发症）

鼻咽大出血是鼻咽肿瘤急症，表现为大量血液从口鼻涌出。出血特点是迅速、反复、出血量大、不易控制；伴随失血的继发症状，如面色苍白、血压下降、脉搏细数，严重者迅即发生失血性休克。护理人员要熟悉患者病情，对有出血倾向者应高度警惕，配合医生做预防处理，备齐急救物品，随时准备抢救。

（1）治疗措施。首选后鼻腔填塞止血，同时通过静脉途径给予止血药物。

（2）止血护理

护理目标：避免误吸，迅速止血，预防低血容量性休克。具体措施：①保持呼吸道通畅，防止误吸。②迅速建立静脉通道，扩充血容量，维持有效循环。③积极配合医生行后鼻腔填塞、前鼻腔填塞止血，遵医嘱肌注或静脉应用止血药物。④密切观察生命体征变化，正确估计出血量，准确记录；根据病情需要做好配血、输血准备。⑤经上述止血措施无效、反复出血患者，可行颈外动脉结扎止血。

（3）止血后的护理

护理目标：避免诱因，防止再发出血，促进机体恢复。具体措施：①保持清洁，减少不良刺激。②填塞物取出后，密切观察有无渗血、活动性出血。③患者卧床休息，减少活动，避免出血诱因，如剧烈咳嗽、用力排便等。尤其在48～72h，填塞物取出后，受损部位血管尚未完全修复，很可能再次出血。应保持排便通畅，咳嗽剧烈应用镇咳药物。④指导患者合理饮食，应进流食或半流食，饮食宜温热、避免过热食物，进食困难者可配合静脉营养支持，促进机体恢复。⑤安慰患者，进行心理疏导，并安排家属陪伴，缓解其紧张情绪，增强治疗信心。

5. 颅压增高（脑瘤潜在并发症）

（1）临床表现。脑部肿瘤放疗时，可能会出现颅压增高现象，表现为头痛、恶心、呕吐、视盘水肿，甚至出现脑疝。呕吐与饮食无关，呕吐前无明显恶心和其他胃肠道症状，常表现为突然的喷射性呕吐，多在剧烈头痛时发生。

（2）治疗措施。主要是通过脱水利尿，降低颅压。常用药物为 20% 甘露醇 250mL 或甘油果糖，静脉输注，15～30min 滴完；同时地塞米松、呋塞米静脉推注。脑瘤患者常出现癫痫发作，此时应注射镇静剂。

（3）护理措施。护理目标：降低颅压，维持生命体征平稳。具体措施：①卧床休息，抬高床头 15°～30°，有利于颅内静脉回流，缓解头痛。给予氧气吸入，迅速建立静脉通路，遵医嘱脱水治疗。②密切观察患者的生命体征、瞳孔、意识的变化，并做好记录。③控制癫痫发作，以免加重脑缺氧和脑水肿。嘱患者按时服药，预防癫痫发作；发作时遵医嘱注射镇静剂，安置床挡，注意保护患者，避免受伤；癫痫缓解后卧床休息，以恢复体力。④保持呼吸道通畅，患者头偏向一侧，防止呕吐物及分泌物误吸。呼吸道梗阻可使脑血容量增多，加重颅内高压，排痰困难者应及早行气管切开。⑤保持病室安静，避免诱发颅压增高的因素，如剧烈咳嗽、便秘、情绪激动、提重物等。

（二）胸部肿瘤

1. 放射性食管炎

（1）临床表现。常在接受放疗 20～40Gy 时出现，表现为吞咽困难加重，进食疼痛。由于射线对食管黏膜损伤，导致黏膜充血、水肿、糜烂，甚至出现一过性（暂时性）狭窄。放射性食管炎是食管癌患者接受放射治疗时常见的并发症之一，是一种非感染性炎症。食管黏膜损伤的评估可根据急性放射损伤分级标准进行。

（2）临床常用的药物。口服黏膜表面麻醉剂（生理盐水＋庆大霉素＋利多卡因＋地塞米松），以达到黏膜麻醉和消炎效果；进食前口服氢氧化铝凝胶，以保护食管黏膜；疼痛严重可使用芬太尼贴剂，并给予静脉补液、抗炎治疗。

（3）护理目标：维持食管黏膜完整性，保持最佳营养状态，促进舒适。健康指导：①告知患者症状是由放疗引起的反应，以免误认为病情加重，减轻患者的思想负担。②餐前饮少量温开水润滑食管，细嚼慢咽，以免块状食物卡在食管狭窄处，对食管黏膜产生化学刺激或物理损伤；避免吃糯米团等黏性食物，以免黏滞在食管表面形成梗阻。进食后不要马上平卧，以免引起食物及消化液反流。每餐后饮少量温开水冲洗食管，减少食物滞留在食管表面。口服药片应研粉服用。③放疗期间观察有无消化道出血的情况，如呕吐鲜血、腹痛、黑便等。溃疡型食管癌放疗中发生出血者，绝对卧床休息、侧卧位，保持呼吸道通畅，建立静脉通道。遵医嘱静脉补液，应用止血药，并做好输血准备。④放疗期间出现胸骨后持续疼痛、体温升高、脉搏增快、呼吸困难者，考虑食管穿孔，及时报告医生。确诊后应中断放疗，禁饮食，并转外科积极处理。⑤患者如长期摄入不足可导致营养不良、体重下降，降低对治疗的耐受性。应积极实施肠内营养，如鼻饲、胃造瘘或静脉营养支持。

2. 放射性肺炎

（1）临床表现。同一般的肺炎症状，如咳嗽、咳痰、发热、胸痛、气短等；听诊可闻及啰音。诊断依据是 X 线胸片显示肺炎的范围与照射野一致。放射性肺炎是胸部肿瘤放射治疗的常见并发症，也是导致肺癌患者放疗中断乃至失败的主要原因。在治疗开始后 1 个月即可发生，多数发生在放疗结束后 3 个月内。

（2）治疗原则。给予足量的肾上腺皮质激素和抗生素。

（3）护理目标：减少诱因，促进排痰，维持有效供氧。护理措施：①给予吸氧，遵医嘱应用足量肾上腺皮质激素和抗生素。②雾化吸入，促进痰液排出。③发热患者按发热护理常规处理。④预防感冒，积极处理上呼吸道感染，减少放射性肺炎发生的诱因。

（三）腹部肿瘤——放射性直肠炎

（1）临床表现。放射性直肠炎是盆腔放疗最常见的并发症之一，可分为急性期（近期反应）和慢性期（慢性反应）。急性放射性直肠炎的临床表现是早期为稀便、排便次数增多，继而出现腹痛、腹泻、里急后重、肛门刺痛等症状。一般多出现在放疗开始后 1～2 周内，如处理不当可致便血，严重者可引起直肠狭窄及直肠阴道瘘，增加患者的痛苦，降低生存质量，而且可造成疗程延长或中断，而影响治疗效果。急性期症状迁延不愈或放疗结束 6 个月至数年后始有显著症状者，均提示病变延续，终将发展引起纤维化或狭窄。

（2）常用的治疗方法。①口服思密达或易蒙停，症状较重者可口服阿片酊减轻症状。②灌肠：庆大霉素＋维生素溶液＋地塞米松＋温生理盐水混合液，疼痛较严重可加利多卡因缓解疼痛。③静脉补液营养支持。

（3）护理目标：减轻不适症状，维持舒适，维持最佳营养状态。护理措施：①保留灌肠中需要注意的问题：灌肠前尽量排空尿便，降低腹压，保持肠道清洁，以利于药物的吸收和保留；肛管插入肛门深度一般控制在 15～20cm，操作时动作轻柔，混合液避免过冷或过热，液体量适中，药物灌注速度不宜太快，否则会加重对直肠黏膜的刺激，导致保留灌肠失败；药物保留时间最好在30min 以上，以利于药物的充分吸收。②腹泻严重者应注意补充水分和电解质。出现脱水和电解质紊乱者，遵医嘱静脉补液用药，记录排便次数，便后及时清洗会阴部，保持清洁舒适。③给予饮食指导和营养支持，维持最佳营养状态。

（四）营养失调

1. 原因

放疗期间患者会出现食欲不振，特别是同步放化疗患者会有恶心、呕吐甚至厌食。头颈部患者由于放射所致口干、味觉改变、咀嚼吞咽疼痛，食管患者进食疼痛，这些因素都会影响营养素的摄入。同时机体能量消耗增加，患者易出现营养失调，体重下降，全身反应加重，不利于原发病的治疗。有研究显示，头颈部及消化道肿瘤患者是营养不良的高危人群，同步放化疗患者Ⅲ度以上急性黏膜炎、胃肠道反应、血液毒性等发生率显著提高，体重下降超过 10% 的比例增加。所以应对患者进行营养相关知识的指导，让患者了解体重下降危害，增强营养意识，保证营养素和热量摄入，促进组织修复，提高机体对治疗的耐受性，顺利完成治疗。

2. 饮食指导

目标：保证营养素和能量摄入，保持体力、维持最佳营养状态，以耐受治疗。健康指导：①饮食品种丰富、搭配合理，保证高蛋白、高热量、高维生素、低脂饮食。多吃煮、炖、蒸等易消化的食物；禁烟酒，忌冷、硬、过热食物，忌油腻、辛辣食品。不要盲目忌口，保证足够营养摄入。②放疗刚开始的7～10d 内，饮食应清淡，尽量避免酸、甜等增加唾液分泌的饮食和饮料，以减少唾液分泌，减轻腮腺急性反应症状。③当口干、进食疼痛出现时，建议食用含水量高、易消化的软食或半流食，饮水或汤类以协助咀嚼与吞咽。可将新鲜水果或蔬菜榨汁后饮用，或将肉松或鱼、肉等切碎放入粥或面片中食用。④食管患者餐前饮少量温开水润滑食管，细嚼慢咽，以免食物卡在食管狭窄处；避免吃糯米团等黏性食物，以免黏滞在食管表面形成梗阻；每餐后饮少量温开水冲洗食管，减少食物滞留在食管表面。进食后不要马上平卧，以免引起食物及消化液反流。⑤增加维生素供给，多吃生津止渴、养阴清热食品。配合中药，如胖大海、菊花、麦冬、洋参片等泡水饮用。⑥腹泻患者给予少渣、低纤维饮食，避免产气食品，如豆类、牛奶、糖、碳酸类饮料。⑦鼓励患者多饮水，以增加尿量，促进体内毒素排出。⑧重度口腔黏膜及食管黏膜反应不能进食时，应采用鼻饲饮食。鼻饲肠内营养可以通过管道跨越局部反应区，将营养物质送达胃肠道，弥补由于经口进食困难造成的营养不足。⑨腹泻严重者建议采用肠外营养支持，保证机体营养需要。

（五）有跌倒的危险

1. 评估确定跌倒高危患者

入院后收集患者资料，包括一般状况、生活自理能力、跌倒的危险因素等，进行全面评估、做好记录。一些患者对自身能力估计过高、对危险性认识不足，或由于不愿意麻烦护士和家属，对所有事情都勉强为之是跌倒的重要危险因素。

2. 预防措施

目标：防范和减少患者跌倒事件，保障患者在诊疗过程安全，减少意外损伤。

（1）做好安全方面健康教育，提高防范意识。①提高患者对自身跌倒风险及危险因素的认知，提高自我管理能力。当预知自己有跌倒的危险时，及时寻求和接受援助。②告知家属、患者有跌倒的危险，并讲授预防跌倒的相关知识。当患者活动时给予协助和保护，指导家属日常生活照顾，如起床、散步、如厕及沐浴。放疗及各种检查应陪伴，防止跌倒等意外事件发生。③鼓励患者及家属参与制定预防跌倒发生的措施计划。

（2）提供安全的就医环境。①病房布置合理、安全。保持地面平整、干燥、无障碍物，拖地时设立防滑警示标志，楼梯、厕所及浴室安设扶手。房间的照明充足，避免灯光直射及灯光闪烁。②将有跌倒危险的患者安置在离护士站较近的病室，提高护理级别，加强巡视，做好基础护理。③对行动不便的患者，将传呼器及常用物品放在随手可及处，并安置床挡。提供适当的助行器并放在适当位置，坐轮椅车时脚轮刹车固定。对排便排尿频繁患者，床边放置坐便椅。④病床和座椅高度适宜，便于起坐，并经常检查病室用具的功能情况和安全性。

（3）护理安全防范。①加强巡视，做好基础护理，及时了解患者的需要，并给予有效护理。患者衣裤避免过于肥大，鞋子合适，鞋底防滑。②早期发现癫痫发作前驱症状、颅压增高症状，并嘱患者卧床休息，遵医嘱及时药物治疗。告知患者在行走时出现不适症状立即蹲下以降低身体高度，减少跌倒造成的伤害，并及时求助于医务人员。癫痫患者应按时服药，不能随意停药。③患有高血压、冠心病、糖尿病、贫血、直立性低血压的老年人，应积极治疗原发病，站立、起床时动作宜慢，抓好扶手，必要时给予协助。④预防由特殊药物引起的跌倒。如镇静催眠药、抗焦虑药、泻药、血管扩张剂，以及影响平衡的药物等，可使反应变慢或削弱认知能力、心律不齐、意识错乱等，增加了患者跌倒的危险性。护士要了解药物的作用和不良反应，指导患者正确服药，注意观察用药后反应。患者用药后应卧床休息，以免引起头晕、步态不稳而跌倒受伤。腹泻患者应预防虚脱，如厕最好用坐式便器，频繁如厕者可床边备便器。⑤视觉障碍患者要熟悉病房环境，行动时有人指引，避免单独外出。⑥对于肢体功能障碍、肌肉萎缩、运动失衡患者，指导适当的功能锻炼，提高患者的活动能力、促进康复。帮助患者选择助行器，如拐杖、步行器、轮椅，由专人照顾。

（4）跌倒的处理原则。通过实施有效的跌倒防范措施，保障患者在诊疗过程安全，减少意外损伤。万一发生患者跌倒，不要惊慌，首先将患者转移至安全的环境中，及时通知医生，查明引起跌倒的原因（如低血糖、低血压等），给予相应的处理。仔细检查患者有无损伤，评估损伤程度，并给予合理的处理措施。按跌倒风险预案处理。

第七章　循环系统疾病的护理

第一节　快速性心律失常

窦房结是正常心脏的起搏点，凡起源于窦房结的心律称窦性心律。

正常窦性心律的心电图具有以下特征：①P波规律且形态表明激动来自窦房结（即P波在Ⅰ、Ⅱ、Ⅲ、aVF导联直立，在avR导联倒置，称窦性P波）；②P波后必有QRS波群，P-R间期$0.12\sim0.20s$；③P-P间期互差$<0.12\sim0.16s$；④正常成人的频率为$60\sim100$次/分。

一、窦性心动过速

窦房结起搏频率加快，超过其正常起搏频率。成人窦性心率超过100次/分，称窦性心动过速。

1. 病因

窦性心动过速可以是对运动、疼痛、应激、发热或较强情绪波动（如恐惧、焦虑、兴奋）等的正常反应。窦性心动过速的其他原因包括：

（1）某些心脏疾病，如心肌炎、心包炎、心力衰竭，以及各种器质性心脏病。

（2）其他情况，如贫血、血容量不足、呼吸困难、肺栓塞、败血症、甲状腺功能亢进等，心率增加作为一种代偿机制。

（3）药物影响，如阿托品、多巴胺、肾上腺素、异丙肾上腺素、氨茶碱、酒精、咖啡因、尼古丁等。

2. 临床表现

通常患者无症状，但如果代偿机制失调，心排出量下降，患者可出现低血压、晕厥和视物模糊。患者可主诉胸痛、心悸。查体发现，外周脉率和心率大于 100 次 / 分，节律规整。如发生心衰，肺部听诊可有水泡音，心脏听诊可有第三心音（S3）及颈静脉怒张。

3. 心电图特征

（1）房、室节律规则。（2）房、室率超过 100 次 / 分。（3）窦性 P 波出现于每个 QRS 波群前。（4）P–R 间期：在正常范围且恒定。（5）QRS 波群：时限及形态正常。

4. 治疗原则

无症状者一般无须治疗。可以通过治疗原发病因或消除诱因，解决心动过速问题。例如，如果心动过速是出血引起的，治疗措施包括止血和输血补液；如喝咖啡、吸烟、饮酒引起，应劝患者戒除。如果窦性心动过速导致心肌缺血，治疗主要是使用减慢心率的药物。最常用的药物包括 β 受体阻滞剂（如普萘洛尔、阿替洛尔）和钙通道阻滞剂（如维拉帕米、地尔硫䓬）。

二、期前收缩

期前收缩又称过早搏动或早搏，是由于窦房结以外的异位起搏点兴奋性增强，导致心脏较正常心律（常指窦性心律）提前收缩，是常见的心律失常。根据起搏点的位置，可将期前收缩分为房性、房室交界性、室性 3 类。室性期前收缩最为常见，房性次之。

联律间期：指异位搏动与其前窦性搏动之间的时距。房性期前收缩的联律间期应从异位 P 波起点测量至其前窦性 P 波起点，而室性期前收缩的联律间期应从异位 QRS 起点测量至其前窦性 QRS 起点。

代偿间歇：指期前出现的异位搏动代替了一个正常窦性搏动，其后出现一个较正常心动周期长的间歇。因房性异位激动，常逆传侵入窦房结，使其提前释放激动，引起窦房结节律重整，故房性期前收缩大多为不完全代偿间歇。而室性异位激动，距窦房结较远，不易影响窦房结，故往往表现为完全性代偿间歇。

单源性期前收缩：指期前收缩来自同一个异位起搏点或有固定的折返径路，其形态、联律间期相同。

多源性期前收缩：指在同一导联中出现两种或两种以上形态及联律间期互

不相同的异位搏动。如联律间期固定，而形态各异，则为多形性期前收缩，其临床意义与多源性期前收缩相似。

频发性期前收缩：期前收缩可依其出现频率分为偶发和频发。常见的二联律与三联律就是一种有规律的频发期前收缩。前者指期前收缩与窦性心律交替出现；后者指每两个窦性心搏后出现 1 次期前收缩。

1. 病因

生理性期前收缩可见于健康人精神或体力过分疲劳时，吸烟、饮酒、咖啡、茶、感冒药等也可诱发期前收缩。各种器质性心脏病，如冠心病、风湿性心脏病、心肌病、心肌炎等常引起期前收缩，属病理性。此外，甲亢、败血症、药物（洋地黄、奎尼丁等中毒）、电解质紊乱、缺氧、高碳酸血症等亦可引起。

2. 临床表现

一般无特殊症状，部分患者可有漏跳感或心悸。当期前收缩频发或连续出现时可使心排出量降低，引起乏力、头晕、胸闷、憋气等症状，甚至可使原有的心绞痛和心力衰竭加重。临床听诊发现在基本心律中有提早出现的心跳，随后有一长间歇。期前收缩的第一心音常增强，主要与期前收缩开始时房室瓣位置有关。第二心音相对减弱，有时由于心室充盈量过小而收缩时不能使半月瓣开启第二心音甚至消失。

3. 心电图特点

（1）室性期前收缩，简称室早。①提前出现的 QRS 波群，形态宽大畸形，时限通常大于 0.12s，T 波与 QRS 主波方向相反。②提前出现的 QRS-T 波群前无 P 波。③期前收缩后有一完全代偿间歇，即室早前后窦性 QRS 之间的时限等于两个窦性 R-R 间距之和。这是因为室性异位激动距离窦房结较远，其发出的冲动在逆传时不易侵入窦房结，所以窦房结在室早前后仍按原来的基本节律规则地发出冲动。④室性期前收缩可单个或成对出现，可不规则或规则出现形成二联律、三联律。在同一导联上出现形态不同的室性期前收缩，是起源部位不同或起源于相同部位伴传导异常所致，称为多形性室性期前收缩。

（2）房性期前收缩，简称房早，一般是快速性房性心律失常出现的先兆。①房性期前收缩的 P 波提前发生，与窦性 P 波形态各异。如发生在舒张早期，适逢房室结尚未脱离前次搏动的不应期，可产生传导中断（波称为阻滞的或未下传的房性期前收缩）或缓慢传导（下传的 P-R 间期延长）现象。②发生很早的房性其前收缩的 P 波可重叠于前面的 T 波之上，且不能下传心室，故无 QRS 波发生，易误认为窦性停搏或窦房传导阻滞。③应仔细检查 T 波形态是否异常加以识别。房性期前收缩使窦房结提前发生除极，因而包括其前收缩在内前后两个窦性 P 波的间期，短于窦性 P-P 间期的两倍，称为不完全性代偿间歇。④若房性期前收缩发生较晚，或窦房结周围组织的不应期长，窦房结的节律未被扰乱，期前收缩前后 P-P 间期恰为窦性者的两倍，称为完全性代偿间歇。⑤房性期前收缩发生不完全性代偿间歇居多。房性期前收缩下传的 QRS 波群形态通常正常，有时亦可出现宽阔畸形的 QRS 波群，称为室内差异性传导。

（3）房室交界性期前收缩，简称交界性早搏。①提前出现的 QRS-T 波群，形态基本正常，亦可因不同程度的室内差异传导而畸形、增宽。②提前出现的 QRS-T 波群前或后可见逆型 P′ 波（Ⅱ、Ⅲ、aVF 导联倒置），且 P′–R 间期小于 0.12s 或 R-P′ 间期小于 0.20s，或重叠于 QRS 波群而见不到 P 波。③期前收缩后多有一完全代偿间歇。

4. 治疗原则

（1）房性期前收缩和房室交界性期前收缩通常无需治疗，只需缓解紧张和过分疲劳、戒烟、停止饮酒及咖啡、停药、控制甲亢或感染。当有明显症状或因期前收缩触发室上性心动过速时，需给予药物治疗，包括镇静剂、β 受体阻滞剂等，亦可选用维拉帕米、奎尼丁、胺碘酮、普鲁卡因胺等，但应注意防止药物的致心律失常作用和低钾。

（2）室性期前收缩发生时不同情况有很大差异，因此对室性期前收缩治疗前应进行危险分级。根据病史、室性期前收缩的复杂程度、左室射血分数，并参考平均心电图和心律变异性分析进行危险分级。室性期前收缩有下列情况时应加强治疗：①有器质性心脏病基础，如冠心病、急性心肌梗死（AMI）、心肌病、瓣膜疾病等。②心脏扩大，左室射血分数＜40% 或有心力衰竭表现。③有黑蒙或晕厥表现者。④多形、成对、成串的室性期前收缩及 AMI 或 QT 延长基础上发生 Ron-T 现象（室早出现在前一个心搏的 T 波上，可导致室性心动过速或室颤。

首先应治疗原发疾病，控制促发因素，如控制高血压、改善冠脉供血和纠正心功能不全等。在此基础上选用抗心律失常药物，一般选用Ⅱ类和Ⅳ类抗快速心律失常药物。应加强心电监护和随访。住院患者可静脉注射利多卡因、普鲁卡因胺、胺碘酮等药物来抑制心室的不稳定性。此外，非心肌梗死的器质性心脏病患者可考虑用普罗帕酮、美西律和莫雷西嗪。心肌梗死后发生室性期前收缩的患者，禁用Ⅰ类抗心律失常药，可用Ⅲ类抗心律失常药，如胺碘酮或索他洛尔。

无器质性心脏病、无电解质紊乱的健康人发生室性期前收缩常无重要意义，不必药物治疗，应避免诱发因素，如减轻患者顾虑，劝其避免过度吸烟、饮酒及喝咖啡等，症状较重时可依次选用β受体阻滞剂、美西律、普罗帕酮、丙吡胺等。

三、阵发性心动过速

阵发性心动过速是异位起搏点自律性增强或折返激动形成的一种阵发性快速而有规律的心律失常，有突然发生、突然停止的特点，由3个或3个以上的期前收缩形成。按异位起搏点的部位可分为房性、房室交界性和室性。房性与房室交界性的阵发性心动过速在临床上不易区分，统称为阵发性室上性心动过速，简称室上速。阵发性室性心动过速分为持续性室速（发作持续时间超过30s并伴血流动力学障碍，需立即转复）和非持续性室速，又称反复短阵室速（持续时间在30s以内自行终止发作）。

1. 病因

患者有或无器质性心脏病，不同性别与年龄均可发生阵发性室上性心动过速。电生理研究指出，大部分室上速由折返机制引起。折返可发生在窦房结、房室结与心房。

室速常发生于各种器质性心脏病患者。最常见为冠心病，尤其是心肌梗死的患者，其次为心肌病、心脏瓣膜疾病、心力衰竭等。其他病因包括洋地黄、奎尼丁或普鲁卡因胺等药物所致，电解质紊乱，代谢障碍等。特发性室性心动过速可见于无器质性心脏病患者。

2. 临床表现

室上速的临床特点为突然发生和终止，一般持续数秒钟、数分钟至数小时，个别患者持续数日或更长。心律大多绝对均齐。症状轻重取决于发作时心室率的快慢和持续时间的长短，亦与原有疾病的严重程度有关，可表现为心悸、胸闷、焦虑、眩晕、晕厥、心绞痛，甚至心力衰竭与休克。体检时发现脉细数，听诊心率为 150~250 次/分，心尖区第一心音强度恒定，心律绝对规则。刺激迷走神经可使发作突然终止或缓解。

室速的临床症状较重，亦取决于发作时心室率的快慢和持续时间的长短，以及原有疾病的严重程度。反复短阵室速对血流动力学影响不大，临床症状不多。持续室速常伴随血流动力学障碍和心肌缺血，临床症状包括低血压、少尿、呼吸困难、严重心绞痛、晕厥、休克甚至猝死。听诊心率多为 140~220 次/分，心律轻度不规则，第一心音强度不一致，收缩期血压可随心搏变化。

3. 心电图特点

（1）阵发性室上性心动过速：①正常的 QRS 波群，频率 150~250 次/分，节律规则。②逆型 P 波不易辨认，常埋藏于 QRS 波群内或位于其终末部分，P 波与 QRS 波群关系恒定。③起始突然，一般由一个房性或房室交界性期前收缩触发。

（2）阵发性室性心动过速：① 3 个或以上的室性期前收缩连续出现。② QRS 波群形态畸形，时限超过 0.2s；ST–T 波方向与 QRS 主波方向相反。③心室率通常为 100~250 次/分，心律轻度不规则；心房独立活动与心室无关，形成房室分离，P 波少于 QRS 波。④心室夺获与室性融合波。室速发作时，少数室上性冲动可下传心室，产生心室夺获，表现为 P 波之后提前发生一次正常的 QRS 波群。室性融合波为部分夺获心室，形态介于窦性与异位心室搏动之间。

尖端扭转型室速的心电图特点为：发作时室性 QRS 波群振幅和方向每隔 3~10 个心搏转至相反的方向，似乎在环绕等电位线扭转。

四、扑动和颤动

扑动、颤动可出现于心房或心室。主要的电生理基础为心肌的兴奋性增高，不应期缩短，同时伴有一定的传导阻滞，形成环形激动或多发微折返。

1. 心房扑动

（1）病因：阵发性房扑可发生在无器质性心脏病的健康人。持续性房扑则通常发生在器质性心脏病者，包括风湿性心脏病、冠心病、高血压性心脏病、心肌病、心肌炎、肺源性心脏病、慢性充血性心力衰竭、先天性心脏病等导致心房扩大和房压增高的病变。其他的病因尚有甲状腺功能亢进、酒精中毒、药物中毒、呼吸衰竭、心脏手术后等。

（2）临床表现：房扑有不稳定趋向，可恢复窦性心律或进展为心房颤动，但亦可持续数月或数年。其临床症状取决于心室率的快慢，如心室率不快者可无任何症状，心室率快者则可有心悸、胸闷、心绞痛及心功能不全。体格检查多发现患者精神紧张，脉细数，有时会出现脉短绌，听诊时心律可规则或不规则。

（3）心电图特点：①P波消失，代之以250～350次/分规律的锯齿状扑动波F波。②心室率规则或不规则，取决于房室传导比例是否恒定。最常见4:1或2:1房室传导。③QRS波形态正常。

（4）治疗原则

1）病因治疗：应针对原发疾病进行治疗。

2）转复心律：最有效的方法是同步直流电复律。如电复律无效或已应用大量洋地黄不宜做电复律者，可将食管电极导管插至心房水平或将起搏电极经静脉插至右心房处，以超速抑制的方法可使大多数典型的房扑转复为窦性心律。心导管消融与外科手术用于顽固性房扑患者。近年，对于典型房扑通过射频消融三尖瓣环到下腔静脉口之间的峡部区域，可以阻断折返环，从而达到根治房扑的目的。此外，抗心律失常药物，如普罗帕酮、胺碘酮等对转复及预防复发房扑有一定疗效，也可同时合用洋地黄制剂、β受体阻滞剂、钙通道拮抗剂等药物。

3）控制心室率：一般患者首选维拉帕米，伴有心力衰竭者应首选洋地黄制剂，必要时可联合使用β受体阻滞剂、钙通道拮抗剂等减慢心室率。

2. 心房颤动

（1）病因：许多心脏疾病，如风湿性心脏病、冠心病、高血压性心脏病、缩窄性心包炎、心肌病、感染性心内膜炎、心力衰竭、慢性肺源性心脏病等发展到一定程度都有出现心房颤动的可能，多与心房扩大和心房肌受损有关。也是其他系统疾病的表现之一，如甲状腺功能亢进、肺部疾患合并低氧、高碳酸血症等。部分房颤患者可无器质性心脏病及其他病因，称孤立性房颤。

（2）临床表现：症状亦取决于心室率的快慢和基础病变的严重程度，心室率超过150次/分，患者可发生心绞痛、左心功能不全的表现。心室率慢时，患者可无自觉症状，但由于心房不能有效收缩而致心排血量减少达25%以上，患者可有疲劳、乏力、头晕等症状。

房颤有较高发生体循环栓塞的危险。因心房失去协调一致的收缩，久之左心耳或左心房易形成血栓，栓子脱落，可引起脑栓塞、肢体动脉栓塞、视网膜动脉栓塞等，特别易见于二尖瓣狭窄的患者。

听诊心房颤动的患者第一心音强弱不等，心室律绝对不整。当心室率过快时有脉短绌，原因是许多心室搏动过弱未能开启主动脉瓣，或因动脉血压波太小，未能传导至外周动脉，听诊心脏时，同时测定心率和脉率，可发现脉率少于心率。

（3）心电图特点：①P波消失，代之以350～650次/分形态大小不同、间隔不均匀的f波；②QRS波群间隔绝对不规则，心室率<60次/分时为缓慢型房颤，心室率>100～110次/分时为快速型房颤；③QRS波形态正常。

（4）治疗原则：目标为减轻或缓解症状，改善血流动力学，预防栓塞，尽可能恢复窦性心律。

1）病因治疗：房颤的病因治疗与能否复律和维持窦性相关。如甲亢引起者控制甲亢，二尖瓣狭窄者可手术换瓣或经皮导管球囊扩张。

2）转复心律：常用的复律方法与房扑相似，但经食管心房调搏术和经导管射频消融术对转复房颤心律的疗效尚难确定，外科迷宫手术创伤大，复律成功率差异较大。急性房颤（初次发作时间<48h）无明显血流动力学障碍者，一般可自行转复；初发房颤（发作时间48h至7d）应及时进行复律，因房颤时间越长复律难度越大；反复发作的阵发性房颤和持续性房颤如无禁忌证，应择期复律治疗（复律前应用华法林等抗凝药2～3周，以防栓塞事件发生）。

3）控制心室率：快速型房颤常导致心排出量明显降低，易导致血流动力学障碍，故需用洋地黄控制心室率（除外洋地黄中毒或预激综合征），使心率在正常范围。此外，也可使用β受体阻滞剂、钙通道拮抗剂等药物。

4）防治血栓栓塞：对慢性心房纤颤患者行抗凝治疗可有效预防栓塞事件的发生。抗凝治疗的并发症是出血。调整口服抗凝剂的标准使凝血酶原时间国际比值（INR）为2～3。

3. 心室扑动和心室颤动

（1）病因：见于任何原因引起的严重器质性心脏病患者（尤其急性心肌梗死等），并见于多数（约80%）心脏骤停和心脏性猝死患者。此外，亦见于严重的药物中毒（包括抗心律失常药物）、电解质紊乱、急性缺氧和心外科手术、气管插管、心脏外伤、麻醉、电击伤等物理性外因。各种疾病临终前均可能出现室扑、室颤。

（2）临床表现：患者意识丧失、抽搐、呼吸停顿，听诊心音消失，脉搏摸不到，血压测不到。若不及时治疗，在几分钟内患者就会死亡。

（3）心电图特点：心室扑动的心电图呈匀齐的、连续大幅度的正弦波图形，其频率为 150～300 次 / 分，难以区分 QRS-T 波群。

心室颤动心电图表现为形态、率及振幅均完全不规则的波动，其频率在 150～500 次 / 分，QRS-T 波群完全消失。

（4）治疗原则：对于室颤，快速识别和迅速除颤是复苏的关键。在除颤器到位前必须持续进行心肺复苏（CPR）以维持大脑和重要脏器的灌注和氧供。可给予药物，如肾上腺素或血管加压素以增强心脏对除颤的敏感性。胺碘酮和镁能降低心脏的兴奋性预防室颤复发。

五、预激综合征

预激综合征指心房冲动提前激动心室的一部分或全部，又称沃 - 帕 - 怀综合征（WPW）。发生预激的解剖学基础是在房室间除有正常的传导组织以外，还存在附加的房 - 室肌束连接，常见的为房室旁路通道即 Kent 束。另外，尚有较少见的旁路通道，如房 - 希束（James 束）、结室纤维束（Mahaim 束）等。典型的旁路通道由快反应细胞构成，传导速度快于房室结，因而心房冲动经旁路通道下传较经房室传导系统早到心室某一部分，使之提前除极，形成预激波。同时心室其他部分被正常传导系统下传的冲动所激动，二者构成起始部粗钝而又宽阔的 QRS 波群。预激范围越大，QRS 波群越畸形。

1. 病因

任何年龄均可发病，甚至新生儿发病也有报道。有一定程度的遗传性，但仅是很小的因素。可见于正常心脏者，也见于器质性心脏病患者，如先天性心脏病（房间隔缺损、主动脉瓣狭窄、法洛四联症、Ebstein 畸形等）、高血压性心脏病、动脉硬化性心脏病、心肌病、二尖瓣脱垂、心脏外伤、心导管检查等。

2. 临床表现

预激综合征本身无任何症状，但常引起快速室上性心律失常，与一般阵发性室上性心动过速相似，亦可并发快速心房颤动，从而诱发心悸、胸闷、心绞痛、休克及心功能不全，甚至猝死。

3. 心电图特点

（1）冲动来源多显示窦性 P 波，但亦可为房性 P′ 波，F 波或 f 波。（2）P-R 间期缩短，小于 0.12s。（3）QRS 波群的时间延长至 0.12s 以上；QRS 波群起始部分粗钝，称预激波或 δ（delta）波。（4）可见继发 ST-T 改变。

4. 治疗原则

预激综合征患者如无心动过速发作，或偶有轻微发作者，无需治疗。如发作频繁，症状明显者则应积极治疗，首选射频消融术。如无条件，亦可试用药物治疗，阵发性室上性心动过速首选药物为维拉帕米或腺苷类静脉注射，其他可选用普罗帕酮或胺碘酮，一般禁用洋地黄类。当预激综合征伴发快速房颤时，应首选普罗帕酮或胺碘酮，如无效应及早采用同步直流电复律。应当注意，维拉帕米静注会加速预激综合征合并心房颤动患者的心室率，甚至还会诱发心室颤动，故应禁用。

第二节　缓慢性心律失常

一、窦性缓慢性心律失常

（一）窦性心动过缓

窦性心律的心率低于 60 次 / 分，称窦性心动过缓。窦性心动过缓可见于正常人的睡眠状态或心脏状态良好的人，如运动员等。

1. 病因

（1）非心脏疾病：如颅内压增高、甲状腺功能低下、高血钾、低体温等。

（2）心脏疾病：如窦房结病变、心肌病、心肌炎、心肌缺血、冠心病等。

（3）药物作用：如 β 受体阻滞剂、地高辛、钙通道阻滞剂和某些心律失常药物。

2. 临床表现

通常情况下，窦性心动过缓无症状且无临床意义。当出现症状时应迅速引起注意，尤其心脏疾病患者。由于每搏量不能代偿心率的下降，心排出量减少导致产生低血压和外周灌注不足的症状，如胸闷、胸痛、头晕、晕厥等。查体脉搏和心率小于 60 次 / 分。

3. 心电图特征

①房、室率小于 60 次 / 分。② P 波大小及形态正常；P 波出现于每个 QRS 波群前。③ P-R 间期在正常范围且恒定。④ QRS 波群时限及形态正常；T 波大小形态正常。

4. 治疗原则

如果患者无症状一般无需治疗，持续观察心律进展和心动过缓持续时间，核对患者服用的药物，停用可导致心率减慢抑制窦房结自律性的药物。如患者出现症状，治疗目的是识别和纠正潜在病因，与此同时可用阿托品、多巴胺、肾上腺素或异丙基肾上腺素等药物。持续窦性心动过缓致充血性心衰或低心排出量的患者应考虑心脏起搏治疗。慢性有症状的窦性心动过缓患者，可以考虑植入永久性心脏起搏器。

（二）窦性停搏

窦性停搏又称窦性静止，指窦房结在某一时间丧失自律性、不能形成冲动，出现心脏搏动的暂时停顿。

1. 病因

迷走神经张力增高或颈动脉窦过敏，以及急性心肌梗死、窦房结变性与纤维化、心肌炎、心肌病、脑血管意外等病变。此外应用洋地黄、奎尼丁、钙通道阻滞剂、β 受体阻滞剂等药物也可引起。

2. 临床表现

当出现窦性停搏时，不能触及脉搏或闻及心音。短的间歇通常无症状。反复发作或长的间歇可产生心排出量下降的症状，如低血压、神志改变、皮肤湿冷或晕厥。患者可主诉头晕或视物模糊。

3. 心电图特征

在正常的窦性节律后，突然出现一个较长的无窦性 P 波的间歇期，长间歇不是原窦性周期（PP 或 RR 间期）的整数倍，但常超过基本窦性周期的 1.5 倍。据此可与二度窦房传导阻滞及窦性心律不齐相鉴别。有时，在长间歇后有由次级起搏点发出的逸搏和逸搏心律，代偿性地控制心室激动。

4. 治疗原则

无症状者无需治疗，有症状的患者参照窦性心动过缓的处理。

（三）病态窦房结综合征

病态窦房结综合征，简称病窦综合征。由于窦房结起搏和（或）传导功能障碍而致一系列心律失常，并引起低血压、头晕、晕厥等临床表现的综合征。常见于老年患者。病窦综合征通常表现为心动过缓，伴随窦性停搏或窦房传导阻滞，间断伴发突发的快速性房性心律失常，如快速房颤、房扑或房性心动过速，这些情况有时被称为心动过缓 – 心动过速综合征（慢 – 快综合征）。

1. 病因

①心脏直视手术或外伤损伤窦房结。②心肌缺血性损伤或梗死。③老化所致的心脏传导组织纤维化。④心肌病。⑤自主神经系统功能紊乱，如迷走神经张力增高。⑥药物影响，如洋地黄、β 受体阻滞剂、钙通道阻滞剂等。

2. 临床表现

患者的脉率或快或慢或正常，通过监护仪可发现节律不规整。如果在患者运动时监测患者的心率，可观察到心率不能随着运动相应增加。

患者可有心、脑、肾等重要脏器供血不足的表现，轻者表现为头晕、乏力、失眠、记忆力减退、心悸等，重者表现为心绞痛、心力衰竭、少尿、晕厥，甚至出现阿 – 斯综合征等。

3. 心电图特征

病窦综合征包括以下 1 种心律失常或几种心律失常合并存在：①持续而显著的窦性心动过缓（心率低于 50 次 / 分）。②窦性停搏与窦房传导阻滞。③可同时并存房室传导阻滞。④窦性心动过缓的基础上，间断的快速房性心律失常发作，如房颤或房扑。⑤运动时窦房结频率不能增加。

4. 治疗原则

无症状者通常无需治疗，应密切随诊观察。对于有症状者，阿托品或肾上腺素可作为症状性心动过缓的初始治疗，在纠正导致心律失常的基础病因前应给予临时起搏治疗。对于慢 – 快综合征的患者需用起搏治疗心动过缓与药物治疗心动过速相结合。

二、逸搏和逸搏心律

窦房结是心脏窦性心律的起搏点，在正常情况下，其他心肌细胞不表现自律性，但当窦房结发生病损或受到抑制，发放冲动的频率过慢或出现停搏时

（如病窦综合征），或者传导障碍使冲动不能抵达次级起搏点时（如窦房传导阻滞或房室传导阻滞），次级起搏点发出冲动，激动心室产生逸搏。逸搏连续发生形成节律称逸搏心律。逸搏和逸搏心律具有生理性保护作用，可使心脏免于长时间停顿。

常见的逸搏和逸搏心律有房性、房室交界性和室性三种。其 QRS 波群的特点与相应的期前收缩波相似，差别是期前收缩属提前出现，而逸搏则在长间歇后出现；期前收缩系主动，逸搏属被动。在这儿重点介绍室性逸搏和逸搏心律。

室性逸搏和逸搏心律，又称特发性室性自主心律，冲动起源于心室内异位起搏点。室性逸搏心律固有频率为 20～40 次 / 分，这种心律作为一种保护机制可避免心室静止或停搏，但持续性室性逸搏由于心室率缓慢、心房收缩缺失导致心排出量显著降低，仍然会导致严重的临床状况。

1. 病因

见于窦房结、房室交界区等高级起搏点失去功能或者室上性的冲动因为传导阻滞而不能到达心室时，可伴发三度房室传导阻滞。常见病因：①心肌缺血或心肌梗死。②地高辛中毒、β 受体阻滞剂、钙通道阻滞剂和三环类抗抑郁药等的作用。③起搏器电池耗竭。④代谢紊乱。⑤病态窦房结综合征。

2. 临床表现

室性逸搏导致心排出量显著减少。持续性室性逸搏心律患者血压显著降低，甚至测不到，患者会头晕、视物模糊、晕厥，甚至意识丧失。

3. 心电图特征

①心室节律通常规则，心室率 20～40 次 / 分。② P 波常缺失。③ QRS 波群宽大畸形；T 波方向通常与 QRS 波群主波方向相反。④室性逸搏心律通常伴发三度房室传导阻滞。

4. 治疗原则

一经发现立即治疗，应用阿托品增加心室率和心排出量。如果阿托品无效或患者低心排症状严重，应立即采取心脏起搏治疗。因为室性逸搏是防止心室停搏的保护机制，所以避免使用利多卡因等抑制异位心律的抗心律失常药物。

三、心脏传导阻滞

冲动在心脏传导系统的任何部位传导时均可发生阻滞。如发生在窦房结与心房之间称窦房传导阻滞；在心房与心室之间称房室传导阻滞；位于心室内称室内传导阻滞。按传导阻滞的严重程度，通常可将其分为三度。第一度传导阻滞时传导时间延长，所有冲动仍能下传；第二度传导阻滞分为两型，莫氏（Mobitz）Ⅰ型和Ⅱ型，表现为部分冲动不能下传；第三度又称完全性传导阻滞，全部冲动均不能下传。在此重点介绍房室传导阻滞。

房室传导阻滞可发生在房室结、希氏束，以及束支等不同的部位，是心脏传导系统中最常见的一种传导阻滞。

1. 病因

正常人迷走神经张力增高时会出现不完全性的房室传导阻滞，但临床上最常见的病因为：①器质性心脏病，如心肌缺血、心肌梗死、病毒性或风湿性心肌炎、心内膜炎、心肌病、先天性心脏病、原发性高血压、心脏肿瘤等。②药物过量或对药物反应过强，如洋地黄、胺碘酮、β受体阻滞剂等。③传导路径的损伤，如钙化、纤维化，心脏手术后、射频消融术后等。④电解质紊乱、甲状腺功能低下等全身性疾患。

2. 临床表现

第一度房室传导阻滞患者除原发病症状外，通常无其他症状，听诊时因P-R间期延长，第一心音减弱。

第二度房室传导阻滞患者可有心悸和心搏脱漏感，二度Ⅰ型（文氏现象）听诊时第一心音强度逐渐减弱，并有心搏脱漏；二度Ⅱ型（莫氏现象）易演变为完全性房室传导阻滞，听诊时亦有间歇性心搏脱漏，但第一心音强度恒定。

第三度房室传导阻滞的临床症状取决于心室率的快慢，如因心室率过慢导致脑缺血，发生意识丧失，甚至抽搐，称阿-斯综合征（Adams-Stokes syndrom），严重者可致猝死。听诊时第一心音强度不等，可闻心房音，心率通常在20～40次/分，血压偏低。

3. 心电图特点

第一度房室传导阻滞：P-R间期大于0.20s，无QRS波群脱落。

第二度房室传导阻滞：①Ⅰ型，P-R间期逐渐延长，直至QRS波群脱落；在心室脱漏后的第一个P-R间期又恢复到初始的时限，然后再次逐渐延长直到QRS波群脱落，这种周而复始的现象称文氏现象。②Ⅱ型：在传导的波动中，P-R间期固定，可正常亦可延长；有间歇性的P波后QRS波群脱落，其常呈

2:1、3:1；QRS 波群形态一般正常，亦可有形态异常。

第三度房室传导阻滞：P-P 间距相等，R-R 间距相等，P 与 QRS 波群间无关；P 波频率大于 QRS 波频率；QRS 波形态取决于阻滞部位，如阻滞在房室束分支以上，则 QRS 波形态正常（为交界性逸搏心律），如阻滞在双束支部或以下，则 QRS 波群增宽、畸形（为室性逸搏心律）。

4. 治疗原则

应针对不同病因进行治疗，第一度或第二度 I 型房室传导阻滞，心室率不过慢且无临床症状者，除必要时对原发病进行治疗外，就心律失常本身无需治疗。第二度 II 型或第三度房室传导阻滞，心室率慢并影响血流动力学，应及时提高心室率以改善症状，防止发生阿-斯综合征。常用的药物：①阿托品：每次 0.5～2.0mg，静脉推入，适用于阻滞位于房室结的患者。②异丙肾上腺素：5～10mg，舌下含服，每 4～6h1 次。病情重者可以 1～4μg/min 速度静脉滴注，但对急性心肌梗死患者要慎用，因为可能导致严重室性心律失常。③糖皮质激素：适用于心肌炎患者，常选用地塞米松 10～20mg/d，静脉注入，亦可口服泼尼松，每天 20～60mg。对于心室率低于 40 次/分且症状严重者，特别是曾有阿-斯综合征发作者，应首选临时性或永久性心脏起搏治疗。

第三节　心绞痛

心绞痛是冠心病主要临床类型之一，是冠状动脉供血不足，心肌急剧的暂时的缺血与缺氧所引起的临床综合征。其特点为阵发性的前胸压榨性疼痛感觉，主要位于胸骨后部，可放射至心前区和左上肢，常发生于劳动和情绪激动时，持续数分钟，休息或用硝酸甘油制剂后消失。

世界卫生组织（WHO）将心绞痛分劳力性心绞痛、自发性心绞痛和混合性心绞痛。Braun-wald 心绞痛分型包括稳定型心绞痛、不稳定型心绞痛和变异型心绞痛。

一、发病机制

在静息状态下，心肌能从冠状动脉血液中吸收 70%～75% 的氧，即吸收了大部分的冠状动脉血氧。因此，对心肌供氧的增加，更多依靠增加冠状动脉血流量来实现。在正常情况下，心肌耗氧量增加，则冠状动脉也相应扩张，以提供更多的氧来满足心肌的需要。当剧烈运动时，心率加快的同时，冠状动脉阻力降低，冠状动脉血流量可增至正常的 5～6 倍。

动脉粥样硬化而致冠状动脉狭窄或部分分支阻塞时，冠状动脉的扩张性减弱，血流量减少，并且对心肌的供血量相对地比较固定。心肌的血液供应如减少到尚能应付平时的需要，则静息时可无症状。一旦心脏负荷突然增加，如劳累、激动、左心衰竭等，使心肌张力和收缩力增加，心率增快而致心肌耗氧量增加，心肌对血液的需要增加；或当冠状动脉痉挛时，冠状动脉血流进一步减少；或在突然发生循环血流量减少的情况下（如休克、极度心动过速等），冠状动脉血流量突降，心肌血液供求失衡，血液供给不足，则引起心绞痛。

心绞痛疼痛的原因可能是缺血、缺氧时，心肌内积聚过多的代谢产物，如乳酸、丙酮酸、磷酸等酸性物质，或多肽类物质，刺激心脏内自主神经的传入纤维末梢，经 1～5 胸交感神经节和相应的脊髓段，传至大脑，产生痛感觉。这种痛觉反映在与自主神经进入水平相同的脊神经所分布的皮肤区域，即胸骨后及两臂的前内侧和小指。

二、病理生理

病理解剖显示，心绞痛患者至少有 1 支冠状动脉的主支管腔发生显著狭窄，达横切面的 70%～75%。侧支循环形成的患者，冠状动脉要更狭窄才会发生心绞痛。也有一些患者冠状动脉没有明显的病变，提示这些患者的心肌供血不足可能是冠状动脉痉挛、冠状循环的小动脉病变、血红蛋白和氧的解离异常、交感神经过度活动、儿茶酚胺分泌过多或心肌代谢异常所致。

三、护理评估

心绞痛是冠心病临床类型中最常见的一种。护理评估时尽可能收集到与疾病相关的内容。

（一）健康史

一般资料包括姓名、性别、年龄、职业、工作环境、家庭情况等。除一般资料外，应围绕与冠心病有关的危险因素进行资料收集。

（1）冠心病、心血管其他疾病及糖尿病的家族史。

（2）以前心绞痛的情况，如胸痛诱因、部位、性质、强度、持续时间、缓解方式、近期服用的药物。

（3）以前服用治疗心绞痛的药物名称、效果和不良反应。

（4）是否有高血压、高血脂等疾病。

（5）是否吸烟，了解开始吸烟的时间、种类、每日吸烟量。

（6）体重和饮食情况，特别是摄盐习惯和饮食种类等的情况。

（7）心理社会因素：如情绪、压力和经济情况；性格类型。

（8）运动状况：了解是否参加规律运动，运动的种类、每周运动次数、每次运动持续时间和强度。

（二）临床表现

心绞痛的临床表现以发作性胸骨后疼痛为主要表现，首先要评估患者胸痛的表现。

1. 疼痛的部位

典型部位是在胸骨后，有手掌大小，有时疼痛可偏左或偏右。常放射至左肩、左臂内侧达无名指和小指，或至颈、咽或下颌部。一般而言。每次发作的疼痛部位相应固定。有些患者可出现非典型的疼痛表现，如胃痛、牙痛或其他部位的疼痛。

2. 疼痛的性质

对同一个患者来说，每次发作的疼痛程度可轻重不一，但性质基本一致。典型症状表现为紧缩和压迫样感觉，常伴有焦虑或濒死的恐惧感。不典型的症状是将疼痛描述为烧灼样或钝痛，很少形容为刺痛或抓痛。发作时，患者往往不自觉地停止原来的活动，直至症状缓解。

3. 疼痛的诱因

心绞痛最常见的诱因是体力劳动、运动、脑力劳动和情绪激动。例如，走急路、上楼梯或上坡时出现的胸痛是典型的劳力性心绞痛。这种疼痛发生在劳力当时，而不是劳力之后，并且常在停止劳力后很快消失。饱餐是诱发心绞痛的另一个常见因素，多发生在餐后 20～30min，是进餐所致的心肌缺血和冠状动脉反射性供血减少而致。类似情况还可见于排便后。心绞痛还易发于寒冷季节，冷环境不仅使血压升高，而且常引起冠状动脉的收缩使心肌供血减少。大量吸烟可降低心绞痛患者的运动耐量，故大量吸烟后运动也易诱发心绞痛。心绞痛也可发生在安静平卧状态，如患者从夜间睡眠中惊醒并被迫坐起以取得缓解，这种由平卧引起回心血量增加导致室壁张力、心肌收缩力及心肌耗氧增加而诱发的心绞痛为卧位型心绞痛。自发性心绞痛多在无任何诱因的情况下发生。

4. 疼痛发作持续时间和缓解方式

心绞痛呈阵发性发作，每次一般不超过 5min，很少超过 15min。多数发作经休息或去除诱因后迅速缓解。舌下含服硝酸甘油也可在几分钟内缓解。可数天或数星期发作 1 次，也可一天内发作多次。

5. 体征

平时一般无异常体征。发作时常见心率加快、血压升高、表情焦虑、皮肤冷或出汗，有时出现第四心音或第三心音奔马律。

（三）辅助检查

1. 实验室检查

要注意检查有无贫血、高胆固醇血症、高三酰甘油血症、糖尿病、低血糖、甲状腺功能亢进和消化道疾病的情况。

2. 胸部 X 线表现

可了解有无肺、胸或骨骼病变引起的胸痛。

3. 心电图表现

静息时心电图约有半数患者在正常范围，也可能有陈旧心肌梗死的改变或非特异性 ST 段和 T 波的异常，有时出现房室或束支传导阻滞或室性、房性期前收缩等心律失常。心绞痛发作时绝大多数患者可出现心电图暂时性心肌缺血引起的 ST 段移位。

4. 心电图负荷

常用的有运动负荷实验，运动和增加心脏负担诱发心肌缺血，运动方式主要有分级踏板或蹬车，运动中和运动后监视和记录心电图的变化。

5. 心电图连续监测

常用的方法是让患者佩戴慢速转动的磁带盒，以 1～2 双极胸导联连续记录 24h 心电图（动态心电图，hoter monitor），然后在计算机上快速播放并选段记录，可从中发现心电图 ST-T 改变和各种心律失常，出现时间与患者的活动相对照。心电图中显示 ST-T 改变时并无心绞痛发生称无痛性心绞痛。

6. 放射性核素检查

疑为心绞痛而心电图运动实验阴性或可疑阳性时，或静息时有传导异常、ST–T改变或药物作用使心电图负荷实验结果不能准确解释时，可作201TI心肌灌注实验。

7. 冠状动脉造影

可直接发现冠状动脉病变的部位、严重程度。一般认为冠状动脉直径缩小至70%以上会严重影响血供，50%～70%者也有一定意义。

8. 超声心动图

测定心脏的结构和运动幅度的改变来评价心脏功能，左心室射血分数是评价心功能的重要指标。

四、护理诊断及医护合作性问题

1. 潜在并发症，如：心肌梗死、心律失常、猝死。
2. 组织灌注减少或胸痛，与冠状动脉狭窄、心肌供血不足有关。
3. 营养失调，高于机体需要量，与饮食运动失衡有关。
4. 知识缺乏，缺乏预防冠心病危险因素的知识等。

五、计划与措施

（一）目标的制定要根据患者的具体情况而定

（1）护理人员可识别患者并发症的出现并采取积极的治疗护理措施。

（2）患者胸痛缓解或胸痛发作次数减少。

（3）患者体重下降或得到控制。

（4）患者有关冠心病危险因素的知识增加。

（二）护理措施

1. 一般护理

冠心病的治疗和护理的基础是要积极地防治动脉粥样硬化，治疗和控制冠心病危险因素的危害。

（1）控制高血压：血压升高、高胆固醇血症和吸烟被认为是冠心病主要的3个危险因素。在美国，血胆固醇升高和吸烟对冠心病的联合作用的强度大于单纯血压升高。在中国，首先加强高血压的防治更适合中国国情。

（2）降低血清胆固醇：调节胆固醇的关键因素是肝低密度脂蛋白（LDL）受体。高碳水化合物饮食可刺激肝合成三酰甘油，从而使血极低密度脂蛋白（VLDL）增多。降低血清胆固醇分为饮食控制和药物治疗。控制饮食应使供应的热量降低到足以使体重降到理想水平。在饮食控制前和后 1～3 个月，要测定血清总胆固醇、LDL 胆固醇（低密度胆醇）、HDL 胆固醇（高密度胆醇）。如果饮食控制不能使血清总胆固醇下降到 5.2mmol/L（200mg/dL）左右，则需药物治疗。降血脂药物主要分 3 类：①主要降低血三酰甘油，也降低血胆固醇的药物包括氯贝丁酯类和烟酸类。②主要降低血胆固醇，也降低血三酰甘油的药物：包括 3 羟 3 甲戊二酰辅酶 A（HMG-CoA）、还原酶抑制剂和弹性酶（elaSas）。③仅降低血三酰甘油的药物：右旋糖酐硫酸酯。

（3）不吸烟或戒烟：吸烟不仅是冠心病的主要危险因素，而且与血脂、血压等危险因素对冠心病的发病呈协同作用。男性吸烟患者致死性心肌梗死的发生率比不吸烟者高 2～3 倍，女性高 1.5～3 倍。冠心病猝死则分别增加 10 倍和 4.5 倍。戒烟有利于快速减少香烟对血小板聚集和血浆纤维蛋白浓度的升高而减少冠状动脉阻塞的发病危险。

（4）适当增加体力活动。

（5）预防心肌梗死：尽可能避免可诱发心肌梗死的因素，如费力的体力活动、饱餐、情绪激动、用力排便等。

2. 心绞痛发作时患者的治疗和护理

首先，让患者休息，一般患者在停止活动后症状可立即消失。然后，使用药物缓解疼痛，硝酸酯是终止心绞痛发作的首选药物。舌下含服硝酸甘油 0.5～1mg，1～2min 即可缓解，作用持续 30min。也可舌下含服二硝酸异山梨醇（消心痛）5～10mg，2～3min 见效，持续两小时。硝酸甘油皮肤贴剂，如 2% 硝酸甘油膏或贴剂（含 5～10mg）涂或贴在前胸或上臂皮肤缓慢吸收，作用可持续 8～12h，夜间发作心绞痛的患者可用。硝酸甘油要使用新鲜制剂，密封于棕色玻璃瓶内保存于冰箱。不良反应有面部潮红、头晕、搏动性头痛、心动过速、晕厥。患者使用后应取坐位或卧位，并停止体力活动，直至疼痛消失。

3. 缓解期心绞痛患者的治疗和护理

首先要避免各种心绞痛的诱发因素，如难以做到则用药物预防。

（1）硝酸酯制剂：基本的药理作用是使平滑肌松弛，动静脉扩张，降低阻力，增加冠状动脉的血液循环，减少静脉回心血量，减低心脏前后负荷和心肌的氧需，从而缓解心绞痛。硝酸酯类有多种，硝酸甘油作用快，0.5～1mg，1～2min 即可缓解，作用持续 30min；二硝酸异山梨醇作用较慢，每次 5～20mg，3 次 / 日，服后 0.5h 起作用，持续 3～5h，缓释剂药效可维持 12h；5- 单硝酸异山梨醇（长效心痛治）作用可持续 12h。

（2）肾上腺素能 β 受体阻滞剂：阻断拟交感胺类对心率和心肌收缩力受体的刺激作用，减慢心率，降低血压，减低心肌收缩力和氧耗量，从而缓解心绞痛发作。常用有普萘洛尔（propranolol），3～4 次 / 日，每次 10mg；美托洛尔（metoprolol），每次 50～100mg，3 次 / 日。阿替洛尔（atenolol），12.5～25mg，2～3 次 / 日。常见的不良反应有心率减慢。有心力衰竭、支气管哮喘或房室传导阻滞的患者慎用。停用时，要逐渐减量，若突然停用有诱发心肌梗死的可能。

（3）钙通道阻滞剂：选择性阻滞肌细胞膜上的慢通道，抑制 Ca^{2+} 内流和兴奋 - 收缩偶联的 Ca^{2+} 的利用，使正常或狭窄的冠状动脉平滑肌松弛、扩张。常用有 3 类：①硝苯地平（nifedipine），10～20mg，3 次 / 日，同时用于治疗高血压，也可舌下含服，不良反应有头痛、头晕、乏力、血压下降、心率减慢等。②地尔硫䓬（dihiazem），30～90mg，3 次 / 日，不良反应有头痛、头晕、失眠等；③维拉帕米（verapamil），80mg，3 次 / 日，也用于治疗室上性心动过速。不良反应有头晕、恶心、呕吐、便秘、心动过缓、血压下降。

（4）血小板抑制药：能够阻碍血小板黏附、聚集和释放，防止血栓形成。①阿司匹林（乙酰水杨酸）：主要抑制环氧化酶，使其活性部位发生乙酰化，阻止血小板发生四烯酸（AA）转变为前列腺素 G_2、前列腺素 H_2（PGH_2）及 TXA_2。50～100mg，1 次 / 日。长期服用的不良反应有胃肠黏膜溃疡、出血。②双嘧达莫（潘生丁，dipyridamole）：可抑制血小板的第一相和第二相聚集。国内常与阿司匹林并用，25～50mg，3～4 次 / 日。不良反应有头痛、眩晕、胃肠道症状。因为其能减少侧支循环的血流量，引起所谓"冠状动脉窃血"现象，反而增加心肌缺血，所以为常用而有争议的药物。

4. 处理心理社会因素的影响

得知自己患心脏病，对一些患者来说是一个沉重的心理负担。患者可反应为不愿承认、愤怒、沮丧或消沉等。护理人员应主动倾听患者的陈诉和亲切地安慰患者。尽量避免引起不愉快、愤怒或对立的情绪。要注意，任何与患者接触的人都会引起患者的情绪波动，包括家属、同事、医务人员等。与患者个人感情好的医务人员可帮助患者解决心理问题。性格急躁、生活节奏快的患者要学会减慢活动的节律，注意休息，戒烟、少饮酒、避免心绞痛的诱因。放松有时会收到药物起不到的作用。

5. 心脏介入性治疗

这是一种非手术介入性治疗，在心导管室进行，并需要外科医师、辅助人员和手术室做后备。操作时将球囊导管插至冠状动脉或移植支的狭窄处，然后向球囊内加压注入稀释的造影剂使之扩展，然后植入心脏支架。心脏介入治疗术后患者的心绞痛症状可缓解，运动耐量增加。

6. 冠心病外科手术治疗

主要是实施主动脉-冠状动脉旁路移植术，为缺血的心肌提供足够的氧合血，能缓解症状，改善心肌功能。方法为取患者自身的大隐静脉、内乳动脉或桡动脉作为旁路移植材料。一端吻合在主动脉，另一端吻合在病变的冠状动脉段的远端，引主动脉的血流灌注冠状动脉以改善缺血心肌的供血。术前要进行冠状动脉造影，了解冠状动脉病变的程度和范围。手术适应证包括左冠状动脉主干病变；严重心绞痛患者，内科治疗效果不理想；急性冠状动脉功能不全；心肌梗死后心绞痛等患者。此外，随着近年微创伤心脏外科（MICS）技术的发展，国内外在外科治疗冠心病方面也有很大发展，已经开展了小切口、非体外循环和胸腔镜辅助的冠状动脉旁路移植术。

（1）术前准备：一般为择期手术，术前准备首先要治疗和控制高血压、糖尿病、心功能不全、心律失常；吸烟患者必须戒烟，以防呼吸道感染；患者保持心情平静。护士要向患者介绍手术目的，手术简单的过程，术后在监护室的情况（如患者需气管插管、呼吸机辅助呼吸、心电监测等），向家属介绍监护室的探视制度，有条件的可带患者参观监护室；术前1日要备皮、沐浴、备血；术前1日晚10时后禁食，为保证休息可遵医嘱服用安眠药；手术当日晨遵医嘱注射镇静剂、抗胆碱能制剂，使患者放松迎接手术。

（2）术后护理：患者一般需在监护室监护2～3d，术后护理的关键是观察旁路移植术后心肌血供改善情况、维持平稳循环状况。①了解手术情况：体外循环转机时间、心脏停搏时间和复跳情况、出血与补液情况、取旁路移植材料情况、旁路移植根数等。②持续心电监护，术后每日至少行2次18导联心电图检查，动态观察心电图变化，判断是否有心肌缺血。识别伤口疼痛与心肌缺血引起胸前区疼痛的区别。③密切监测血流动力学和血氧饱和度。④维持血压平稳，防止血压过高加重心脏负荷和心肌耗氧，并减少吻合口出血。应用血管扩张剂时要注意剂量准确和给药的均匀，防止血压波动。护理操作和检查应尽可能减少搬动患者，以免造成血压波动。⑤监测和维护心功能，注意强心利尿和维持水、电解质平衡。监测心肌酶谱、电解质、血糖变化。⑥遵医嘱给予抗凝药物，预防冠状动脉及移植血管的再梗死。⑦加强呼吸道管理，防止肺不张。⑧若取大隐静脉为旁路移植材料，术后下肢应用弹力绷带包扎24h，并抬高患肢。⑨若术后患者恢复平稳，应鼓励早期活动，3d后可下地活动。

7. 健康教育

（1）了解冠心病、心绞痛的病因及发病的原理。

（2）识别心绞痛的诱发因素。

（3）知道硝酸甘油的使用注意事项：①随身携带，做到随时随地可及。②保证药物有效。③避光保存。④如发生心绞痛立即舌下含服，若无效可连服3次。服用后应取坐位或卧位。若3次仍无效则高度怀疑心肌梗死，应立即送医院诊治。⑤不要与酒精、咖啡、浓茶同时服用。

（4）家庭成员应知道心绞痛发作时的救助方法：宜立即将患者送到最近的医院。

六、预期结果与评价

心绞痛是冠心病的一种临床类型。冠心病患者首先要意识到预防和减低冠心病危险因素的危害十分重要。患者要有基本冠心病的预防保健知识；心绞痛患者预防和减少心绞痛发作的知识和技能增加；心绞痛发作时有效地救助；了解治疗心绞痛药物的作用、不良反应和注意事项；有识别心绞痛和心肌梗死区别的简单知识。

第四节　心肌炎

心肌炎指心肌本身局限性或弥漫性的急性或慢性的炎性病变，可以由多种原因引起，其中以病毒性心肌炎最为多见。因为病毒性心肌炎的病毒学及病理诊断均比较困难，所以一些患者在猝死后的尸检中才能发现。近年来，由于对心肌炎病原学的进一步了解和诊断方法的不断先进化，心肌炎已被发现为常见的心脏病之一而日益受到重视。患急性病毒性心肌炎的患者如果能够及时有效地接受治疗，大多数可以完全恢复，一部分患者由于发现较晚且治疗不及时可演变为慢性心肌炎，另有少数患者的心脏逐渐扩大，以致于出现与扩张性心肌病极为相似的临床表现。虽然病毒性心肌炎与扩张性心肌病之间的确切关系尚待进一步探讨，但在病毒感染、基因及自身免疫作用等方面均提示二者之间有密切关系。

一、病因及发病机制

心肌炎可分为感染性和非感染性。感染性心肌炎主要由细菌（链球菌多见）、病毒、螺旋体、立克次体、真菌等因素引起，非感染性心肌炎则由过敏、变态反应（风湿热）、理化因素或药物（电解质紊乱、依米丁、三价锑等）所致。细菌和病毒通过直接侵犯心肌、损伤心肌内小血管、免疫机制产生的心肌损伤及毒素对心肌的损害等对心肌构成威胁。近年来，由于抗生素的广泛应用，由链球菌引起的心肌炎明显减少，而由病毒感染所引起的心肌疾病的病例日趋增多。很多可以引起周身感染的病毒都可以引起病毒性心肌炎，不同型别病毒对心脏的亲和力和受感染者的易感性不同，因而导致患心肌炎的概率和患病后的轻重也有一定的差异。柯萨奇 A 及 B 组病毒、埃柯病毒、脊髓灰质炎病毒、流行性感冒病毒、风疹病毒、流行性腮腺炎病毒、登革病毒、肝炎病毒、狂犬病病毒及天花病毒等 30 余种病毒均可以引起病毒性心肌炎，其中以前 3 种最为多见。在中国的病例报道中，柯萨奇病毒占 33% ~ 40%（其中小儿占 43.6%），腺病毒占 21.2%。并不是所有受到感染的人都会出现心肌的损害，当受感染者处于过度劳累、精神创伤、缺氧、长期接触放射线、免疫功能异常、营养不良等状态时则易引发病毒性心肌炎。

二、病理生理

病毒性心肌炎的诊断主要依据临床判断，病理学诊断依据较为贫乏。其病变范围大小不一，轻重有异。病变较轻时，个别心肌细胞变性、溶解、坏死，间质内有淋巴细胞和中性粒细胞等浸润，随着病变的加重可见淋巴细胞和单核细胞增多，病灶中纤维细胞开始增生，最终出现纤维化。因此，病变较重时，肉眼可见心肌非常松弛，呈灰色或黄色，心腔扩大。病变主要侵犯心肌的脏层，且以心内膜下心肌为主，还可侵犯心肌的起搏与传导系统而致心律失常，甚至引发心源性猝死。个别病例可侵及冠状动脉，引起病毒性冠状动脉炎，严重者可致心肌梗死。

三、护理评估

（一）健康史

（1）近期内是否出现过上呼吸道感染。

（2）是否在近期内有发热病史及发热时体温的情况。

（3）近期内是否出现腹泻、胸痛及周身不适的病史。

（4）有无关节疼痛及血细胞沉降率加快的病史。

（5）有否乙型肝炎病毒感染史。

（二）临床表现

1. 症状

病毒性心肌炎的临床表现取决于病变的范围、部位及程度，可以出现于原发病的症状期或恢复期。轻者可以几乎无症状，但重者可以猝死、严重心律失常、心源性休克或（和）心力衰竭。常见的症状有发热、乏力、肌肉酸痛、心悸、气短、心前区疼痛、腹泻等。少数患者可出现昏厥或阿-斯综合征，另有个别患者因病变程度重，在起病后迅速发展以致出现心力衰竭、心源性休克，甚至多脏器功能障碍而死亡。

2. 体征

据病情的轻重不同心脏可有不同程度的扩大，如果治疗及时，心脏可恢复正常。可以出现心率加快（与体温不符）或异常缓慢，心尖区可闻及收缩期吹风样杂音或舒张期杂音，在心肌炎好转后即可消失。病情严重者还可出现面色苍白、口唇青紫、周围循环衰竭及心力衰竭的体征。

（三）辅助检查

1. 实验室检查

在发病早期可有白细胞增多、血细胞沉降率加快及心肌酶（血清转氨酶、肌酸磷酸激酶、乳酸脱氢酶、肌钙蛋白）的升高。

2. 心电图

可出现频发性期前收缩及多源性期前收缩（房性或室性）、快速性心律失常（室上性心动过速、室性心动过速、房扑、房颤、室扑、室颤）、传导阻滞（窦房阻滞、房室阻滞、束支阻滞及分支阻滞）。

3. 胸部 X 线检查

病情严重者在急性期可见肺淤血、心脏扩大、左心室或左右心室均扩大、心胸比例增大，病情平稳后可恢复。

4. 超声心动图

可提示心脏收缩功能的减退或舒张功能的异常。心肌损伤的相应部位可见节段性或区域性室壁运动异常、室壁厚度有所增加，还可见到心肌的回声反射增强和不均匀。约有 15% 的患者可见左心室附壁血栓。另外，病情严重者可出现左心室射血分数的下降。

（四）诊断参考标准

1. 病史与体征

上呼吸道感染、腹泻等病毒感染后 3 周内出现心脏异常，如出现不能用一般原因解释的感染后重度乏力、胸闷、头晕（心排血量降低所致）、心尖第一心音明显减弱、舒张期奔马律、心包摩擦音、心脏扩大、充血性心力衰竭或阿 – 斯综合征。

2. 上述感染后 3 周内新出现下列心律失常或心电图改变

（1）窦性心动过速、房室传导阻滞、窦房阻滞或束支阻滞。

（2）多源成对室性期前收缩、自主性房性或交界性心动过速、阵发或非阵发性心动过速、心房或心室扑动或颤动。

（3）以上导联 ST 段呈水平型或下斜型下移 ≥ 0.01mV 或 ST 段异常抬高或出现异常 Q 波。

3. 心肌损伤的参考标准

病程中血清心肌肌钙蛋白 I 或肌钙蛋白 T、CK–MB 明显增高。超声心动图示心腔扩大或室壁活动异常和（或）核素心功能检查证实左室收缩或舒张功能减弱。

4. 病原学依据

（1）在急性期从心内膜、心肌、心包或心包穿刺液中检测出病毒、病毒基因片段或病毒蛋白抗原。

（2）病毒抗体：第二份血清中同型抗体（如柯萨奇B组病毒中和抗体或流行性感冒病毒血凝抑制抗体等）效价较第一份血清升高4倍（2份血清应相隔数周以上）或一次抗体效价 ≤ 640 者为阳性， ≥ 320 者为可疑阳性（如以 1：32 为基础者则宜以 ≥ 256 为阳性， ≥ 128 为可疑阳性，据不同实验室标准做出决定）。

（3）病毒特异性 IgM ≥ 1：320 者为阳性（按各实验室诊断标准，需在严格质控条件下）。如同时有血中肠道病毒核酸阳性者更支持有近期病毒感染。

对同时具有上述 1、2 [（1）、（2）、（3）中任何 1 项]、3 中任何 2 项，在排除其他原因心肌疾病后，临床上可诊断急性病毒性心肌炎。如同时具有 4 中（1）项者可从病原学上诊断急性病毒性心肌炎；如仅具有 4 中（2）、（3）项者，在病原学上只能拟诊为急性病毒性心肌炎。

如患者有阿-斯综合征发作、充血性心力衰竭伴或不伴有心肌梗死心电图改变、心源性休克、急性肾功能衰竭、持续性室性心动过速伴低血压或心肌心包炎等 1 项或多项表现，可诊断为重症病毒性心肌炎。如仅在病毒感染后 3 周内出现少数期前收缩或轻度 T 波改变，不宜轻易诊断为急性病毒性心肌炎。

（五）心理社会评估

病毒性心肌炎起病急骤，多数患者仅有感冒、腹泻病史，有些患者甚至不知道自己什么时候被感染的。一旦被诊断为病毒性心肌炎，患者就会陷入极度的恐惧中不能自拔，担心自己的生命受到疾病的威胁。尤其是有一定文化的患者在患病后会主动翻阅大量有关书籍，不断地向医师、护士询问自己的病情，特别担心自己会发展为扩张型心肌病，他们的家属也会非常紧张。未成年人在被诊断为病毒性心肌炎后，其父母的焦虑程度往往大大地超过患者，因而承受着巨大的心理压力，以至于精神处于崩溃，很难和医护人员沟通。

四、护理诊断及医护合作性问题

（1）潜在并发症：心功能不全、心律失常、电解质紊乱、感染、心源性休克及多脏器功能障碍。

（2）心排出量减少：与病毒广泛侵犯心肌造成心功能减退有关。

（3）胸痛：与心肌损伤后缺血有关。

（4）腹泻：与肠道病毒感染有关。

（5）活动无耐力：与心肌损伤造成心律失常、氧供失衡有关。

（6）焦虑、恐惧：与感觉到疾病对自己的健康构成威胁有关。

五、计划与措施

（一）目标

（1）护士能够识别患者可能发生的潜在并发症。

（2）患者能够陈述出现胸闷、憋气的原因并在出现症状时积极寻求帮助。

（3）患者可以在出现上呼吸道感染、腹泻及相应症状时主动就诊。

（4）患者在出现心悸时能够做到卧床休息、主动吸氧。

（5）患者能够复述自己目前的健康状况并对自己的疾病有正确的认识。

（二）计划与实施

1. 病情观察

在患病毒性心肌炎的患者中，一部分可以症状很轻或几乎无症状。这部分患者往往因为胸闷、憋气或出现期前收缩而就诊，要注意患者的症状是否有所加重。绝大部分病毒性心肌炎的患者都会出现心律失常，甚至因心律失常而发生猝死。要为患者进行心电监测并注意有无心律失常的出现。有些患者在患病后很快出现心功能不全，要注意观察患者是否出现不能平卧、呼吸困难、下肢水肿等症状。

2. 治疗原则

病毒性心肌炎至今无特效疗法，一般采用对症及支持疗法。

（1）祛除病因、注意休息、加强营养及应用抗生素：积极治疗引起心肌炎的原发病，控制感染和增加机体抵抗力。早期合理的休息可以减少心肌耗氧量及心肌负荷，对欲获得满意疗效有较为重要的意义。对病情较重者应卧床 2～3 个月，最好卧床至症状消失及其他检查也表现恢复正常；应给予吸氧、加强营养以协助心肌恢复；细菌感染是病毒性心肌炎的条件因子，为避免细菌感染引起心肌的免疫反应，应常规应用抗生素治疗，首选青霉素。

（2）对心肌的治疗：在急性期，以清除氧自由基、促进心肌恢复、阻止病情发展为主要目的；目标是增加冠状动脉血流量、提高机体耐缺氧的能力；提高机体免疫功能；改善心肌代谢。

（3）对心力衰竭的治疗：对心肌炎出现心力衰竭患者的治疗同一般心力衰竭的治疗，可使用利尿剂及血管扩张剂。因为心肌本身的坏死容易导致洋地黄中毒，所以使用洋地黄时需慎重。

（4）对心律失常的治疗：急性心肌炎出现心律失常时应采用疗效高、不良反应小的药物，药物治疗不理想时应采用电复律。如果患者出现，度房室传导阻滞或＋度＋型房室传导阻滞并反复出现阿–斯综合征应及时安装临时人工心脏起搏器，病情平稳、心律恢复后可拔除临时起搏器；如果患者仅出现Ⅰ度或Ⅱ度房室传导阻滞且心室率在50次/分以上，可密切观察患者心律的动态变化情况，不需进行特殊治疗。

（5）免疫抑制剂的应用：糖皮质激素具有抗炎症、抗渗出、抗毒血症、抑制免疫反应、改善心肌微循环等多种作用，但对于病毒性心肌炎的患者是否使用激素进行治疗到目前为止尚有争议。目前，在国内外均有报道，对重症患者进行抗休克和控制心衰常规治疗无效时试用糖皮质激素，可使病情得到控制或使病情好转。可采用地塞米松10mg或氢化可的松100～200mg加入5%葡萄糖液250mL静脉滴注，1次/日，病情平稳后逐渐减量直至停药；或使用泼尼松30mg，1次/日，病情平稳后逐渐减药直至停药。

3. 饮食护理

在患病毒性心肌炎后，绝大部分患者因身体的不适、精神负担过重、卧床而出现食欲的下降。因此，患者应进食有营养、易消化的食物。如果患者没有出现心功能不全，可鼓励患者多食水果及蔬菜，以增加维生素C的摄入和保持排便通畅；若患者已出现心功能不全，则应按心功能不全的饮食护理。

4. 预防与预后

到目前为止，对病毒性心肌炎尚没有有效的预防措施。少数病毒感染，如甲型、乙型肝炎及麻疹、脊髓灰质炎等可以通过预防接种的手段来达到防治的目的。近年来，有人主张使用干扰素或干扰素诱导剂来预防病毒性心肌炎的发生。预后主要取决于心肌损害的部位、程度、范围、休息和治疗是否合理等多种因素。大多数患者经过治疗后可痊愈，部分患者在病情出现反复波动后演变为心肌炎后遗症（心脏扩大、心功能减退、心电图未能恢复正常致使心肌瘢痕形成）或慢性心肌炎，极少数患者在急性期因严重心律失常、急性心功能不全、心源性休克而死亡。

5. 健康教育及出院指导

（1）向患者讲明卧床休息的重要性，对不能管理自己的儿童应对其父母多做宣教，并对患儿进行监督。虽然有些患者在出院时心电图及各方面的检查均已恢复正常，仍需休息半年；对已入学的儿童应休学半年，以保证身体彻底康复。

（2）心电图、实验室检查对患者的康复情况具有重要的意义，嘱患者定期到医院复查，并应在感到不适、出现病情变化时及时到医院就诊。

（3）对于存在心理压力的患者及家属，护士应对他们进行耐心的康复指导，让其对自己的疾病有正确的认识，解除思想顾虑，利于恢复。

（4）如果患者已出现心功能不全，应严格按心功能不全的护理向患者进行健康教育。让患者学会自己观察和记录出入量及对饮食按要求进行控制。

（5）患者使用的抗心律失常药物绝大部分均有胃肠道反应，患者会有恶心、呕吐等不适主诉，有些患者甚至因不能忍受而擅自停药。先要让患者认识到抗心律失常药物对患者疾病康复的重要性，可以让患者在饭后服药，并在有胃肠道症状时服用甲氧氯普胺等药以缓解症状。

（6）如果患者因病情需要服用了激素，要让患者了解服用激素可能出现的情况，如水钠潴留、向心性肥胖、食欲亢进等。告诫患者及家属，一定要在医师指导下才能减用或停用激素，否则会使病情有所反复。

六、预期效果与评价

病毒性心肌炎的患者在出院时，心电图及各种实验室检查均应正常或趋于正常，患者可以适当下床活动；对自己出现胸闷、憋气的原因有所了解；可以简述腹泻与病毒性心肌炎的关系，并能够做到按医生的要求休息；在出现症状时能够及时到医院就诊；可以简述自己所服药物的作用、不良反应、最佳服药时间及正确服用方法。

第五节　急性心包炎

急性心包炎（acute pericarditis）是心包脏层和壁层的急性炎症，病程在 6 周内。病因大都继发于全身性疾病，临床上以非特异性、结核性、化脓性、风湿性心包炎，以及心肌梗死、尿毒症和肿瘤等引起者较为多见，近年来，由于抗生素药物的广泛应用，细菌性和风湿性已明显减少，而急性非特异性心包炎渐趋增多。

一、临床表现

（一）症状

轻症可无症状，故易被忽视，但一般有如下的表现：

1. 全身症状

根据病因及个体反应不同，全身症状差异较大。感染性心包炎者，多有毒血症状，如发热、畏寒、多汗、困乏、食欲缺乏等。非感染性心包炎的毒血症状较轻，肿瘤导致的急性心包炎者可无发热。

2. 心前区疼痛

主要见于纤维蛋白性心包炎阶段。疼痛部位在心前区或胸骨后，亦可向左臂、左肩、左肩胛区或上腹部放散。呈尖锐的剧痛或沉重的闷痛，可随呼吸、咳嗽、吞咽、体位改变而加重。心包脏层无痛觉神经，只有在左侧第5、第6肋间水平面以下的壁层心包有痛觉纤维，所以当心包炎累及该部或并有膈胸膜炎时方出现疼痛。急性非特异性心包炎常伴胸膜炎，疼痛特著；结核性及尿毒症性心包炎，疼痛较轻。

3. 心包积液压迫症状

心脏压塞时，因腔静脉淤血可出现上腹胀痛、呕吐、下肢水肿等，肺淤血时可引起呼吸困难。动脉血压显著下降时可见面色苍白、烦躁不安等休克症状。大量心包积液压迫气管可产生激惹性咳嗽，如压迫肺或支气管可使呼吸困难加重。喉返神经、膈神经受压时可分别出现声音嘶哑、呃逆症状，食管受压则可有吞咽困难。

（二）体证

1. 心包摩擦

这是急性纤维蛋白性心包炎的典型体征，两层心包膜因发炎表面粗糙并有纤维蛋白渗出，心脏冲动时，互相摩擦而产生，摩擦音常出现于胸骨左缘第3、第4、第5肋间隙，也可满布心前区，坐位、深吸气后屏息时较易听到。响的摩擦音在心前区扪诊可有摩擦感；通常持续时间短暂，它可存在数小时、数天，少数可达数周；当心包积液增多，使两层心包分开时，摩擦音可减弱甚至消失。

2. 心包积液

心包积液量超过300mL或积液发生较迅速时，可出现下列体征：

（1）心包积液本身体征：心浊音界向两侧迅速扩大，并可随体位改变，如坐位时下界增宽，平卧时心底部第2、第3肋间增宽，心尖冲动位于心浊音界内减弱或消失。心音遥远，心率增快。有时在胸骨左缘第3、第4肋间隙听到舒张早期附加音，亦称心包叩击音，与第一、第二心音构成三音心律，因心室舒张受限，进入心室血流突然受阻，形成漩涡冲击心室壁所产生。

（2）心脏压塞征：急性心脏压塞时，心排血量明显下降，心率加快，脉搏细弱，动脉收缩压下降，脉压减少，严重者可出现休克。慢性心脏压塞时，静脉淤血征象明显，可有颈静脉怒张而搏动不明显，且在吸气期更明显（Kussmaul征），肝颈静脉回流征阳性，肝大伴压痛及腹水，下肢水肿；可发现奇脉，即吸气时脉搏减弱或消失，呼气时脉搏增强或重现，听诊血压时，可发现呼气期收缩压较吸气期高出1.33kPa以上。

（3）左肺受压征：心包积液多从横膈上的心包腔开始积聚，而后充满胸骨后的心包腔，大量心包积液时，膨胀的心包腔可压迫肺及支气管，体检时可发现左肩胛的内下方有一浊音区，并伴有语颤增强及支气管性呼吸音，亦称Ewart征（心包积液征）。

（三）辅助检查

1. 化验检查

白细胞计数增加与否，视病因而定，化脓性心包炎者白细胞计数及中性粒细胞明显增高，心包穿刺抽液，可进一步明确心包液体为渗出性、脓性或血性，并可涂片、培养，可能查出感染源，肿瘤性心包积液可查出瘤细胞。

2. X 线检查

成人心包积液少于 300mL 时，X 线征象不明显，往往难以发现；积液达 300～500mL 或更多时，心脏阴影才出现普遍性的向两侧扩大，心影形态可因体位不同而改变，并有上腔静脉明显扩张及心膈角变钝的表现。当心包积液超过 1000mL 时，心影明显扩张，外形呈三角形或烧瓶状，各心缘弓的正常界限消失，透视可见心脏冲动减弱或消失，肺野常清晰。

3. 超声心动图检查

当心包积液量超过 50mL 时，M 型超声心动图即显示在心室收缩时，左心室后壁与后心包壁层间有液性暗区；如该暗区在舒张期亦可见，表明积液量在 400～500mL，二维超声心动图，在心包内有中等积液量时，可见液性暗区较均匀地分布在心脏外周。超声心动图检查迅速可靠，简单易行，无创伤性，可在床旁反复进行。

4. 心电图检查

急性心包炎时，由于炎症常波及心包脏层下心肌，而出现广泛的心肌损伤型心电图改变，典型者早期，除 aVR 导联外，各导联 ST 段普遍抬高，弓背向下，经数日至数周后恢复；继之 T 波低平或倒置，可持续数周或数日，至心包炎消失后可恢复；发生心包积液后，除 T 变化外，还可有肢导联 QRS 波群低电压，此可能与心包积液引起心电"短路"有关；大量心包积液还可出现"电交替"现象，多与心脏悬浮在心包腔中致机械活动度加大有关。此外，常有窦性心动过速。

5. 核素扫描

静脉注射 1261 标记的白蛋白进行血池扫描。核素可示真正的心腔大小，X 线片中心影如大于扫描图，则表示增大的部分系渗液。

（四）鉴别诊断见表 7-1。

表 7-1　四种常见心包炎的鉴别

	结核性	化脓性	非特异性	风湿性
起病	缓慢	急骤	急骤	随风湿活动而起
原发病变	多有心外结核病灶	败血症或体内化脓灶	多先有上呼吸道感染	常伴有心肌炎或瓣膜病体征

续表

	结核性	化脓性	非特异性	风湿性
全身反应	常有低热、无力、盗汗等症状	高热、有明显毒血症表现	有低热或高热	轻或中度不规则发热
胸痛	常无	常有	剧烈咳嗽或胸痛	常有
体征	心包摩擦音少见，可有急性或慢性心脏压塞征	易出现心包摩擦音，可有急性心脏压塞征	易有心包摩擦音，少见心脏压塞	易有心包摩擦音，少见心脏压塞征
血液化验	血沉快	白细胞总数和中性粒细胞明显增高	血象正常血沉可增快	血沉增快
心包液检查	常有大量血性渗出液，较少为草黄色，浓缩或培养可查到抗酸杆菌	脓性，涂片或培养可查到致病菌	少量或中量，黄色或血色	常为少量、黄色
病程及预后	抗结核药物疗效好，易形成缩窄性心包炎	及时治疗，预后好，治疗不及时，易致缩窄性心包炎	预后良好，大多两周自愈，少数复发	病程随风湿活动而异

二、治疗原则

治疗原则为：治疗原发病，改善症状，解除循环障碍。

（一）一般治疗

急性期应卧床休息，呼吸困难者取半卧位，吸氧、胸痛明显者可给予镇痛药，必要时可使用可待因或哌替啶。

（二）病因治疗

结核性心包炎给予抗结核治疗，也可加用泼尼松每日 15～30mg，以促进渗液的吸收减少粘连；风湿性者应加强抗风湿治疗；非特异性心包炎，一般对症治疗，症状较重者可考虑给予皮质激素治疗；化脓性心包炎除选用敏感抗菌药物治疗外，在治疗过程中应反复抽取脓液，或通过套管针向心包腔内安置细塑料导管引流，必要时还可向心包腔内注入抗菌药物，如疗效不佳，则应尽早施行心包腔切开引流术，及时控制感染，防止发展为缩窄性心包炎；尿毒症性心包炎则应加强透析疗法或腹膜透析改善尿毒症，同时可服用吲哚美辛 25～50mg，每日 2 或 3 次；放射损伤性心包炎可给予泼尼松 10mg 口服，每日

3 或 4 次，停药前应逐渐减量，以防复发。

（三）解除心脏压塞

大量渗液或有心脏压塞症状者，可施行心包穿刺术，抽液减压。

第六节　心肌梗死

心肌梗死是冠心病极其危重的临床类型，是心肌的缺血性坏死，是在冠状动脉病变的基础上，发生冠状动脉血供急剧减少或中断，使相应的心肌严重而持续地缺血所致。其临床表现为持久的胸骨后剧烈疼痛、发热、白细胞计数和血清心肌酶增高，以及心电图进行性改变；可发生心律失常、休克或心力衰竭，属冠心病的严重类型。

按病变发展过程，心肌梗死可分为急性期（AMI）和愈合期（陈旧性）（OMI），急性期一般指发病后 4 周内。急性心肌梗死主要死因是室性心律失常（主要是室颤）和泵衰竭。按照梗死的心肌部位分为左心室前壁、前间壁、前侧壁、下壁、后侧壁、侧壁心肌梗死，以及右心室梗死、心房梗死。这种分类是以心电图改变定位的。按有无 Q 波可分为 Q 波心肌梗死（透壁心梗）和无 Q 波心肌梗死（心内膜下心梗）。

一、发病机制

心肌梗死的基本病因是冠状动脉粥样硬化，造成管腔严重狭窄和心肌供血不足，而侧支循环未充分建立。在此基础上，一旦血供进一步急剧减少或中断，使心肌严重而持续地急性缺血达 1h 以上，即可发生心肌梗死。引起血供急剧减少或中断的情况包括管腔内血栓形成、粥样硬化斑块破溃、其内或其下发生出血或血管持续痉挛，使冠状动脉完全闭塞；休克、脱水、出血、外科手术或严重心律失常，致心排血量急剧降低，冠状动脉灌注锐减；体力活动、情绪过分激动或血压剧升，致左心室负荷明显加重，儿茶酚胺分泌增多，心肌需氧量猛增，冠状动脉供血明显不足。

心肌梗死往往在饱餐特别是进食大量脂肪后，上午 6 时至 12 时或用力排便时发生。这与餐后血脂增高，血液黏稠度增高，血小板黏附性增高，局部血流缓慢，血小板易于集聚而致血栓形成；上午冠状动脉张力高，机体应激性增强，易使冠状动脉痉挛；用力排便时心脏负荷增加等有关。

二、病理生理

冠状动脉有弥漫广泛的粥样硬化病变，至少 1 支，多数 2 支，也可 3～4 支受累，使管腔狭窄，其横断面积减少 75% 以上。完全闭塞的管腔内半数以上有血栓形成。冠状动脉闭塞后 20～30min，被其供血的心肌即有少量坏死，1～12h，绝大多数心肌呈凝固性坏死，心肌间质则充血、水肿，伴有大量炎性细胞浸润。以后坏死的心肌纤维逐渐溶解，形成肌溶灶，随后有肉芽组织形成。透壁性心肌梗死可波及心包引起心包炎；波及心内膜导致心室腔内附壁血栓形成。在心腔内压力的作用下，坏死心壁向外膨出，可产生心肌破裂或逐渐形成室壁膨胀瘤。坏死组织 1～2 周后开始吸收，并逐渐纤维化，6～8 周时形成瘢痕愈合，此时称陈旧或愈合性心肌梗死。

心肌梗死后心肌经历收缩舒张功能降低、血流动力学改变及心肌重构等病理变化，常并发严重心力衰竭、心律失常或休克，均可使冠状动脉灌注量进一步减少，心肌坏死范围扩大。

三、护理评估

（一）健康史

除收集与心绞痛一致的有关冠心病的资料外，还应特别收集任何可诱发冠状动脉粥样硬化斑块破裂的原因，以帮助诊断。诱因包括过度用力（如搬重物）、剧烈运动、情绪激动、劳累、吸烟和饮酒。收集粥样硬化斑块已经破裂的证据，不稳定的心绞痛的发生。

（二）临床表现

与梗死的大小、部位、侧支循环情况密切相关。

1. 先兆

50%～75% 的患者在心肌梗死发病前数日或数周有乏力、胸部不适、活动时心悸、气短、烦躁、心绞痛等前驱症状，其中以新发生心绞痛（初发心绞痛）或原有的心绞痛加重（恶化型心绞痛）最为突出。心绞痛发作较以往频繁、性质较剧、持续较久、硝酸甘油疗效差、诱发因素不明显，疼痛时伴有恶心、呕吐、大汗和心动过速，或伴有心功能不全、严重心律失常、血压波动等，同时心电图 ST 段一时性明显抬高（变异型心绞痛）或压低，T 波倒置或由倒置变为直立（假性正常化），说明有进行性心肌缺血，应警惕近期内发生心肌梗死的可能。如果发现先兆，应及时住院治疗，可使部分患者避免发生心肌梗死。

2. 症状

（1）疼痛：为急性心肌梗死重要的征象，是最早出现的症状。疼痛的性质与心绞痛相似，但放射部位更广泛，不仅可放射到下颌、牙齿、颈部、左肩、左上臂和左臂直至尺神经支配的两个手指，而且可以累及上背部。多无明显诱因，且常发生于凌晨、静息时。发作急剧，休息不能缓解，可在数分钟内达到最严重的程度。如果不用镇痛剂，疼痛可持续数小时而使患者不能忍受。但疼痛的严重程度与梗死的严重程度或范围无关。即使症状不严重也不要掉以轻心。

（2）全身性表现：包括发热、心动过速、白细胞增多和血沉加快，是间接估计坏死组织数量的指标。这些征象通常在疼痛开始后 24～48h 出现与坏死组织的数量有关。体温一般在 38℃ 左右，很少超过 39℃，持续约 1 周。若疼痛开始时即有发热或在第 5～6d 后才出现发热，要考虑其他原因。例如，肺栓塞在胸痛出现的当天即有发热。

（3）出汗、虚弱和恐惧：患者常突然出冷汗、感到虚弱和恐惧，常为寻求一个舒适的体位而移动不安。如是劳力性心绞痛患者常自动静立，取坐或卧位，与之形成鲜明的对照。

（4）头晕目眩、呼吸困难：在疼痛和出汗的同时，患者常感到虚弱无力、头晕目眩。如突然出现室性心动过速、心室颤动或房室传导阻滞伴阿－斯综合征，则可出现晕厥。晕厥和脑梗死的表现可能是心排血量降低、颈动脉或脑动脉供血不足的结果。

（5）胃肠道症状：恶心、呕吐和"消化不良"，与迷走神经受坏死组织刺激和心排血量降低组织灌注减少有关。

（6）心律失常：75%～95% 的患者可发生，多在起病 1～2 周，以 24h 内最多见。各种心律失常中以室性心律失常最多，尤其是室性期前收缩，严重者可发生室颤而死亡。

（7）低血压和休克：疼痛与否在评估低血压方面具有意义，尤其是急性心肌梗死发病时的低血压十分重要。急性疼痛时有些患者血管收缩而致高血压，但另一些患者由于突然心排血量下降和皮肤、肌肉的血管扩张而致低血压伴组织灌注不足，表现为皮肤湿冷、面色苍白、叹息样呼吸和心动过速，这些不可作为心源性休克的证据。若疼痛缓解而收缩压下降，低于 80mmHg，有烦躁不安、面色苍白、皮肤湿冷、脉细而快、大汗淋漓、尿量减少，每小时 < 20mL，神志迟钝甚至晕厥者，则为休克表现。休克多在起病后数小时至 1 周内发生，为心肌广泛坏死，心排血量急剧下降所致。

（8）心力衰竭：主要是急性左心衰竭，发生率为 32% ~ 48%，可在起病最初几天内发生，或在疼痛、休克好转阶段出现，为心肌梗死后心脏舒张力减弱或不协调所致。出现呼吸困难、咳嗽、发绀、烦躁等症状，严重者可出现肺水肿，随后可发生颈静脉怒张、肝大、水肿等右心衰竭表现。右心室心肌梗死一开始即可出现右心衰竭的表现，伴血压下降。

临床中也把心律失常、心力衰竭、心源性休克称为心梗三大并发症。

3. 体征

AMI 可直接影响心脏功能和循环状态，体格检查的重点是生命体征和心血管的阳性体征。临床体征受心梗面积大小影响，面积越大临床表现越严重。患者常有痛苦面容、"静卧"或辗转不安体位、面色苍白和出汗。意识多清楚，也可出现淡漠、嗜睡。脉搏多偏快，也可偏慢，律多不齐。呼吸多平稳或增快，严重的会出现呼吸困难。血压因胸痛和交感神经兴奋而升高，或因心功能严重受损而下降。心音减弱，心力衰竭患者可闻及第三心音或第四心音奔马律。

4. 并发症

轻型的心肌梗死患者，及时治疗护理后可不出现并发症。包括乳头肌功能失调或断裂、心脏破裂、栓塞（动脉栓塞、静脉栓塞和肺栓塞、脑栓塞）、心室膨胀瘤、心包炎、急性肾功能衰竭；少见的并发症有心肌梗死后综合征（Dressler 综合征）、肩 - 手综合征等。心肌梗死后综合征在心肌梗死后数周至数月内出现，可反复发生，表现为心包炎、胸膜炎或肺炎，有发热、胸痛等症状，可为机体对坏死物质的过敏反应，一般可在数天或数周内自行缓解，使用肾上腺皮质激素或消炎药可加速缓解。肩 - 手综合征表现为心肌梗死后出现肩、臂疼痛（常为左肩），活动受限和僵硬感，一般只需对症处理。

心绞痛和急性心肌梗死的鉴别见表 7-2。

表 7-2　心绞痛与心肌梗死的鉴别诊断要点

鉴别诊断项目	心绞痛	急性心肌梗死
1. 疼痛		
部位	胸骨上、中段之后	相同，但可在较低位置或上腹部
性质	压榨性或窒息性	相似，但更剧烈
诱因	劳力、情绪激动、受寒、饱食	不如前者常有
时限	短、1～5min 或 15min 内	长，数小时或 1～2d
频率	频繁发作	不频繁
硝酸甘油疗效	显著缓解	作用较差
2. 气喘或肺水肿	极少	常有
3. 血压	升高或无明显改变	常降低，甚至发生休克
4. 心包摩擦音	无	可有
5. 坏死物质吸收的表现		
发热	无	常有
血白细胞增多	无	常有
血沉增快	无	常有
血清心脏标志物增高	无	有
6. 心电图变化	无变化或暂时性 ST 段和 T 波变化	有特征性和动态性变化

（三）辅助检查

1. 心电图表现

心电图检查是诊断心肌梗死必备依据之一，急诊患者应在就诊后 10min 内完成首次记录，其最具价值的体现是心电图的特征性和动态性改变。①有 Q 波的心肌梗死患者心电图特征性改变为宽而深的 i 波（病理性 Q 波），在面向透壁心肌坏死区的导联上出现；ST 段抬高呈弓背向上型，在面向坏死区周围心肌损伤的导联上出现；T 波倒置，在面向损伤区周围心肌缺血的导联上出现。在背向心肌梗死区的导联则出现相反的变化，即 R 波增高、ST 段压低和 T 波直立而增高。②无 Q 波的心肌梗死者中心内膜下心肌梗死的特点：无病理性 Q 波，有普遍性 ST 段压低＞0.1mV，但 aVR 导联（有时还有 V1 导联）ST 段抬高，或有对称性 T 波倒置。③有 Q 波心肌梗死心电图动态改变：起病数小时内，可常无异常或出现异常高大两肢不对称的 T 波；数小时后，ST 段明显抬高，弓背向上，与直立的 T 波连接，形成单向曲线。1 ～ 2d 出现病理性 Q 波，同时 R 波减低，是急性期改变。Q 波在 3 ～ 4d 稳定不变，以后 70% ～ 80% 永久存在；ST 段抬高持续数日至两周左右，逐渐回到基线水平，T 波则变为平坦或倒置，为亚急性期改变。数周至数月后，T 波呈 V 形倒置，两肢对称，波谷尖锐，是慢性改变。T 波倒置可永久存在，也可在数月至数年内逐渐恢复。④无 Q 波的心肌梗死者中心内膜下心肌梗死的动态变化先是 ST 段普遍压低（除 aVR 导联，有时还有 V1 导联），继而 T 波倒置，但始终不会出现 Q 波。ST 段和 T 波的改变持续在 1d 以上。

2. 白细胞计数和红细胞沉降率（ESR）

起病时白细胞计数和红细胞沉降率正常，当心肌发生坏死时，白细胞计数增多，ESR 加快伴发热。当无肺炎或其他疾病存在时，高热和白细胞增多提示梗死较广泛。红细胞沉降率的增快在白细胞和体温恢复正常后持续 2 ～ 3 周。

3. 心肌损伤标志物

随着心肌细胞的坏死和细胞膜完整性的破坏，细胞内的大分子物质及心肌损伤标志物（心肌酶和结构蛋白）开始释放入血，使血中这些物质浓度有异常升高和恢复正常的过程，是临床诊断心肌梗死的重要依据。心肌标志物的测定可用于评估心肌梗死的范围和预后，也可用于评价各种目的在于缩小梗死面积范围的治疗方法的效果。目前临床常用的心肌损伤标志物包括肌酸磷酸激酶（CPK）或肌酸激酶（CK）及其同工酶 MB（CK-MB）、乳酸脱氢酶（LDH）及同工酶（LDH1）、肌红蛋白、肌钙蛋白 T 或 I（cTnI 和 EnT）、谷氨酸草酰乙酸转氨酶（GOT）等。其中因 CPK-MB 只在心肌细胞损伤时升高，故测定 CPK-MB 对诊断 AMI 有极高的敏感性和特异性。而 cTnI 和 cTnT 在心肌梗死后 2 ～ 8h 开始升高，是目前特异性最高的标志物，可用于急性心肌梗死早期诊断。

4. 放射性核素检查

目的在于评估心肌梗死的部位和范围。利用坏死心肌细胞中钙离子能结合放射性锝焦磷酸盐的特点，静脉注射 ^{99m}Tc- 焦磷酸盐（近年也用 ^{99m}Tc- 甲氧基异丁异晴），用 γ 照相机进行"热点"扫描或照相；利用坏死心肌血供断绝和瘢痕组织中无血管以致 ^{201}H1（还有 ^{131}Cs、^{43}K 等）不能进入细胞的特点，静脉注射这种核素进行"冷点"扫描或照相。

5. 超声心动图

切面和M型超声心电图有助于了解心室壁的运动和左室功能，诊断室壁瘤和乳头肌功能失调。

（四）心理社会评估

对心肌梗死的发生，不同的患者会表现出不同的反应。焦虑、害怕、恐惧是患者常表现出的心理问题。也有患者表现出怀疑、否认、愤怒等。护理人员要倾听患者的感受，避免不适当的心理反应对症状的识别造成的影响。同时心肌梗死患者的家属也会出现类似的心理反应，护士要给予患者和家属时间解释其内心的感受，评估的重点在于协助患者和家属识别这些感受。

四、护理诊断及医护合作性问题

（1）潜在并发症：心律失常、心力衰竭、心源性休克、血栓。

（2）胸痛：与冠状动脉血供中断或需氧急剧增加造成心肌缺血有关。

（3）焦虑、恐惧：与不能理解严重胸痛、害怕死亡、担心预后有关。

（4）活动无耐力：与组织缺氧和心肌损伤有关。

（5）便秘：与心肌梗死后卧床休息、活动减少、胃肠蠕动减弱有关。

（6）知识缺乏：缺乏心肌梗死的预防和康复知识。

五、计划与措施

（一）目标

心肌梗死患者的护理目标要根据患者的病情而定。轻型无并发症的患者和严重有并发症的患者目标的制定应有不同。

（1）在患者监护期间护士能及时识别患者是否出现心肌梗死的并发症。

（2）用药、溶栓、介入等治疗后患者主诉胸痛程度减轻或消失。

（3）患者可表达出其内心的感受。

（4）患者可按照活动计划进行活动，活动耐力逐渐增加。

（二）计划与实施

急性心肌梗死是心内科的危重急症，患者应尽快收入冠心病监护室进行治疗。监护室内应配备连续心电监护仪、动脉和静脉压力测量仪器、起搏器安装和复苏设备等及经过专门训练的护士和医生。尽一切可能识别和治疗心肌梗死的并发症。住院治疗和护理心肌梗死患者的目的在于减轻患者的疼痛和忧虑，防治严重的并发症，限制心肌梗死和缺血的范围，加强休息和限制活动，保护心肌，改善存活率。

1. 紧急措施

在最初 4h 内，心室颤动和猝死的危险性最大。在运送患者去医院的过程中最好是有特殊装备的救护车和专业人员，即使在院内转运患者也要有相应的急救设备。一旦患者到达急诊室，立即给予高流量吸氧、建立静脉通路、心电监护并转运至冠心病监护室。遵医嘱立即给予肠溶阿司匹林 300mg 嚼服和氯吡格雷或噻氯匹定 500mg 口服。

2. 缓解疼痛

首先要尽快缓解疼痛。疼痛可引起恶心、呕吐、血压增高或低血压、窦性心动过速、出汗和烦躁。如果疼痛剧烈或患者处于休克状态，可静脉注射吗啡 3mg，每隔 15min 重复 1 次，直至疼痛缓解。在注射吗啡后应让患者取仰卧位，头偏向一侧，以免因低血压、晕厥摔伤或呕吐造成窒息，同时要监测呼吸情况。同时使用扩张冠状动脉药物硝酸异山梨醇静脉泵入 $50 \sim 200 \mu g/min$，护士应及时评估疼痛缓解的情况，注意是否有不良反应，如低血压、心动过速等。

3. 休息

发病后 48h 内应绝对卧床休息，保持环境安静，减少探视，防止不良刺激，解除焦虑。一般卧床休息时间的长短取决于心肌梗死的范围、严重程度，以及有无并发症。

（1）镇静：急性心肌梗死患者常表现出严重焦虑或恐惧，有濒死感。阿片类制剂除能解除疼痛外，还可减轻焦虑，使患者在体力和精神上得到休息。如果休息和睡眠不好并不是疼痛所致，应给予镇静剂，因为睡眠对体力和精神上的休息十分重要。

（2）床旁护理：心肌梗死患者在最初的 $1 \sim 2d$ 应卧床休息，护士要帮助患者并满足患者的生活需要，尽量减少患者的体力活动，但应注意预防血栓形成而要帮助患者做四肢被动活动。饮食应清淡、易消化、低钠、低脂肪，含必要的热量和营养。第一天进流食。注意保持患者排便通畅，避免排便用力，可适当使用缓泻剂。

4. 吸氧

最初几日应给患者间断或持续面罩吸氧，6～10L/min。急性心肌梗死患者伴有心排血量下降和肺静脉淤血，会导致动脉氧分压减低。低氧血症可导致室性心律失常、低血压、胸痛持续和左心室衰竭不能缓解。

5. 抗凝治疗

对于卧床时间较长的患者，为预防静脉血栓形成和肺动脉栓塞，可用肝素抗凝治疗。使用前要注意患者是否有出血病史、消化性溃疡或肝功能不全。使用过程中监测患者出凝血时间，注意有无黏膜出血等。

6. 心肌再灌注治疗

包括溶解血栓疗法和经皮冠状动脉介入治疗（PCI）。在心肌梗死发病3～6h，使闭塞的冠状动脉再通，心肌得到再灌注，濒临坏死的心肌可得以存活或使坏死范围缩小，改善预后。心肌再灌注是急性心肌梗死治疗中的一大进步。

7. 急诊冠状动脉旁路移植术（CABG）

在少数情况下，作为备用和最后治疗措施可选用CABG。

8. 控制和治疗并发症

一旦患者出现并发症应积极配合治疗，消除心律失常、控制休克、治疗心力衰竭。

9. 健康教育

目的在于预防和减少心肌梗死的再发生，增加紧急救护知识。

（1）积极预防和控制冠心病的危险因素，如控制高血脂、控制血压、减轻体重、戒烟等。

（2）识别心绞痛、心肌梗死临床表现。

（3）患者和家属要备有医院急救电话。

（4）家庭成员知道心肌梗死发作时的救助方法：宜立即将患者送到最近的医院或叫救护车运送。运送过程尽可能不让患者用力。

（5）患者可与医师商量后，开始性生活。提供给心肌梗死后患者有关性生活指导。

（三）冠心病心肌梗死患者的康复

现代康复医学概念用于心肌梗死后，在缩短患者住院时间，减少医疗费用，降低病死率和致残率方面取得了重大进步。

1. 冠心病康复的目的

有改善生活质量，即减轻或消除患者症状和痛苦，减轻致残率，并尽可能使患者恢复和适应某种社会活动。延长寿命，即通过一系列措施减少各种易患因素，减慢或终止动脉粥样硬化病变进程，从而减少冠心病事件发生，降低心血管病死亡率。

2. 心肌梗死康复的病理生理基础

心肌梗死是由于冠状动脉突然闭塞后心肌严重缺血发生坏死。心肌坏死后24h白细胞开始浸润于坏死的心肌细胞之间，3～7d出现肉芽组织，两周后肉芽组织被纤维组织代替，3周后肉芽组织基本纤维化。肉芽组织是心肌坏死组织修复和愈合过程中一个重要象征。心肌梗死后由于心肌缺血、缺氧和坏死，常导致心肌收缩力下降、心室顺应性降低、细胞电活动不稳定，可引起心排血量减少、血压下降、外周阻力增高和各种心律失常。心肌梗死康复要考虑到心肌电活动和血流动力学变化。

3. 长期卧床对心肌梗死患者的影响

卧床休息的时间长短取决于心肌梗死的范围、严重程度，以及有无并发症。在一定时间范围内卧床休息对心肌梗死患者的康复有一定价值。安静卧床休息，降低基础代谢率、减轻心脏负荷、降低交感神经活动，有利于疾病恢复，避免诱发和加重心功能不全，防止和减轻心律失常的发生。但是长期卧床休息也会对心肌梗死患者造成不良影响，主要是体力活动能力下降；肺通气功能下降；可引起下肢深静脉血栓形成，引起急性肺栓塞；食欲减低，食量减少和肠蠕动减慢，引起排便困难和便秘；影响患者心理，不利于患者具有战胜疾病的信心；严重可导致骨骼肌失用性萎缩，肌力减退，甚至骨质疏松和关节挛缩。

4. 心肌梗死患者康复评估

一般可采用心电图、动态心电图和心电图运动试验，目的在于了解患者在不同状态下的心电活动、心率、心律和心肌缺血的情况，为判定和指导患者康复活动程度提供依据。心脏康复活动中，体力活动既不应过量，也不应不足。为了更好地反应和指导运动测验，目前应用代谢当量（METs）来计算运动负荷。代谢当量指机体静息坐位时，摄氧3.5mL/（kg·min）定为一个代谢当量。

心肌梗死患者的严重程度不同，康复内容不同。一般把心肌梗死的危险分为低危者、中危者和高危者。低危患者主要是心脏康复对象，而中、高危患者的康复方案要慎重。

在做任何康复活动中，如果患者出现下列情况应减少或停止活动：出现明显劳累；出现头痛、运动失调、虚脱和气短；出现心绞痛发作；出现心律失常，如房性或室性心动过速、传导阻滞和频发期前收缩；心电图显示 ST 段移位＞3mm。

5. 心肌梗死康复的分期

心肌梗死康复一般可分 3 个阶段：住院期（Ⅰ期）；中间期（Ⅱ期），指出院至出院后 3 个月；维持期（Ⅲ期），指出院后 3 个月至终生。

（1）住院期康复：一般 1～3 周，分心脏监护病房（CCU）阶段和普通病房阶段。此期的康复目的在于解除患者心理压力和减少并发症的发生。在 CCU 阶段包括对患者和家属进行冠心病知识教育、心理治疗。无并发症的患者进行床上洗脸、进餐、床上活动四肢等，相当于 1～2 个 METs 的康复活动。转入普通病房后，逐渐增加活动内容，包括床上活动过渡到床下活动；生活自理和平地行走，无气短和心前区不适，相当于 3～4 个 METs 的康复活动。出院前要进行心电图监测、运动检测，评估心脏功能和帮助患者制订出院后的康复计划。中、高危患者应继续住院康复治疗。

（2）中间期康复：一般 6～12 个月。此期康复目的是增强患者康复信心和减少出院后病死率。要在医务人员的指导下进行，每日活动 1～2 次，每次 30min 左右，如散步、骑自行车等。定期到医院复查，进行运动耐量测定，了解康复效果，为恢复工作做好机体和心理准备。

（3）维持期康复：目的在于控制和减少冠心病危险因素的危害，提高生活质量和延长寿命。

6. 心肌梗死康复中注意事项

一般活动可安排在下午，因为清晨冠状动脉张力高，交感神经兴奋性增高，运动容易诱发心绞痛或心肌梗死。避免在寒冷或高温的环境中进行；活动后不要在过冷或过热的水中沐浴；避免在饱餐后，或饮用咖啡、浓茶后进行；患者第一次下床活动时要有医务人员在场，消除患者紧张或恐惧心理，正确认识康复的目的和意义。

六、预期结果与评价

心肌梗死是冠心病的一种严重临床类型。冠心病患者首先要意识到预防和减低冠心病危险因素的危害十分重要。患者要有基本冠心病的预防保健知识；要有预防心肌梗死再发作的知识和技能；有识别心绞痛和心肌梗死区别的简单知识。心肌梗死发作时患者或家属可有效地救助；了解治疗心肌梗死药物的作用、不良反应和注意事项；理解并可按照计划进行心脏康复运动。

第七节　心脏瓣膜病

心脏瓣膜病是由于多种原因引起的单个或多个瓣膜的结构异常和功能异常，导致瓣口狭窄或关闭不全。同时具有两个或两个以上瓣膜受损时，称为联合瓣膜病，风湿性心瓣膜病以二尖瓣狭窄伴主动脉瓣关闭不全最常见。

慢性风湿性心瓣膜病，简称风心病，是指急性风湿性心脏炎症反复发作后所遗留的心脏瓣膜病变，最常见的是二尖瓣，其次是主动脉瓣。

风湿性心瓣膜病与甲族乙型溶血型链球菌反复感染有关，患者感染后对链球菌产生免疫反应，使心脏结缔组织发生炎症病变，在炎症的修复过程中，心脏瓣膜增厚、变硬、畸形、相互粘连致瓣膜的开放受到限制，阻碍血液正常流通，称为瓣膜狭窄；如心脏瓣膜因增厚，缩短而不能完全闭合，称为关闭不全。

一、二尖瓣疾病

（一）二尖瓣狭窄

1. 病因、病理

二尖瓣狭窄的最常见病因是风湿热，近半数患者有反复链球菌感染病史如扁桃体炎、咽峡炎等。虽然应用青霉素可预防链球菌感染，使风湿热、风湿性心瓣膜病的发病率下降，但是风湿性二尖瓣狭窄仍是我国主要的瓣膜病。急性风湿热后，需要两年多形成明显二尖瓣狭窄，急性风湿热多次发作较一次发作出现狭窄早。先天性畸形、结缔组织病也是二尖瓣狭窄的病因。

风湿热导致二尖瓣不同部位的粘连融合，致使二尖瓣狭窄，二尖瓣开放受限，瓣口截断面减少。二尖瓣终呈漏斗状，瓣口常为"鱼口"状。瓣叶钙化沉积常累及瓣环，使其增厚。

慢性二尖瓣狭窄可导致左心房扩大及房壁钙化，尤其在出现房颤时左心耳、左心房内易发生血栓。

2. 病理生理

正常二尖瓣口的面积是 $4 \sim 6cm^2$，当瓣口面积减小到对跨瓣血流产生影响时，即定义为狭窄。二尖瓣狭窄可分为轻、中、重度三个狭窄程度，瓣口面积 $1.5cm^2$ 以上为轻度，$1 \sim 1.5cm^2$ 为中度，小于 $1cm^2$ 为重度。测量跨瓣压差可以判断二尖瓣狭窄的程度。重度二尖瓣狭窄跨瓣压差显著增加，可达 20mmHg。

随着瓣口的狭窄，当心室舒张时，血液自左房进入左室受阻，使左心房不能正常排空，致左心房压力增高，当严重狭窄时，左房压可高达 25mmHg，才可使血流通过狭窄的瓣口充盈左室，维持正常的心排血量。左房压力升高，致使肺静脉压升高，肺的顺应性减少，出现劳力性呼吸困难、心率增快，左房压会更高。当有促使心率增快的诱因出现时，急性肺水肿被诱发。

左心房压力增高，肺静脉压升高，使肺小动脉收缩，最终导致肺血管的器质性闭塞性改变产生肺动脉高压、增加右室后负荷，使右心室肥大，甚至右心衰竭，出现体循环淤血的相应表现。

3. 临床表现

（1）症状。最常出现的早期症状是劳力性呼吸困难，常伴有咳嗽、咯血。首次出现呼吸困难常以运动、精神紧张、性交、感染、房颤、妊娠为诱因。随着瓣膜口狭窄加重，可出现阵发性夜间呼吸困难，严重时可导致急性肺水肿、咳嗽、咳粉红色泡沫痰。常出现心律失常是房颤，可有心悸、乏力、疲劳，甚至可有食欲减退、腹胀、肝区疼痛、下肢水肿症状。

部分患者首发症状为突然大量咯鲜血，并能自行止住，往往常见于严重二尖瓣狭窄患者。

（2）体征。可出现面部两颧绀红、口唇轻度发绀，称"二尖瓣面容"。

心尖部可触及舒张期震颤；心尖部可闻及舒张期隆隆样杂音是最重要的体征；心尖部第一心音亢进及二尖瓣开放拍击音；肺动脉瓣区第二心音亢进、分裂。

（3）并发症。

①房颤：这是早期常见的并发症，亦是患者就诊的首发症状。房颤发生率随左房增大和年龄增长而增加。发生前常出现房性期前收缩，初始是阵发性房扑和房颤，之后转为慢性房颤。

②急性肺水肿：这是重度二尖瓣狭窄的严重并发症，如不及时救治，可能

致死。

③血栓栓塞：约有 20% 患者发生体循环栓塞，偶尔为首发症状。发生栓塞的 80% 患者是有房颤病史。血栓脱落引起周围动脉栓塞，以脑动脉栓塞常见。左心房带蒂球形血栓或游离漂浮球形血栓可能突然阻塞二尖瓣口，导致猝死。而肺栓塞发生常是房颤或右心衰竭时，在右房有附壁血栓形成脱落所致。

发生血栓栓塞的危险因素有房颤。直径 > 55mm 的大左心房。栓塞史。心排血量明显降低。

④右心衰竭：这是晚期常见并发症，也是二尖瓣狭窄主要死亡原因。

⑤感染：因本病患者常有肺淤血，极易出现肺部感染。

4. 实验室检查

（1）X 线。左房增大，后前位见左缘变直，右缘双心房影。左前斜位可见左主支气管上抬，右前斜位可见食管下端后移等。

（2）心电图。二尖瓣狭窄重者可有"二尖瓣型 P 波"，P 波宽度 > 0.12s，并伴有切迹。

（3）超声心动图。这是明确诊断和量化的可靠方法。

（4）心导管检查。当临床表现、体征与超声心动图检查的二尖瓣口面积不一致，而且考虑介入或手术治疗时，可进行心导管检查，正确判断狭窄程度。

5. 治疗原则

内科治疗以保持和改善心脏代偿功能、积极预防及控制风湿活动及并发症发生为主。有风湿活动的患者应长期应用苄星青霉素肌内注射 120 万 U/月。无症状者要避免剧烈活动和诱发并发症的因素。

外科手术是治疗本病的根本方法，如二尖瓣交界分离术、人工心瓣膜置换术等。对于中、重度单纯二尖瓣狭窄，瓣叶无钙化，瓣下组织无病变，左房无血栓的患者，也可应用经皮瓣膜球囊扩张术介入治疗。

（二）二尖瓣关闭不全

1. 病因、病理

心脏收缩期二尖瓣的关闭要依靠二尖瓣的瓣叶、瓣环、腱索、乳头肌和左心室的结构及功能的完整性，任何部分出现异常均可导致二尖瓣关闭不全。

（1）瓣叶。风湿热损害最常见，约占二尖瓣关闭不全患者 1/3，女性为多见。风湿性病变造成瓣膜僵硬、变性，瓣缘卷缩，瓣膜交界处的粘连融合，导致二尖瓣关闭不全。

各种原因所致二尖瓣脱垂，心脏收缩时进入左心房影响二尖瓣的关闭；感染性心内膜炎、肥厚型心肌病、先天性心脏病心内膜垫缺损均能使瓣叶结构及功能损害，导致二尖瓣关闭不全。

感染性心内膜炎、二尖瓣创伤性损伤、人工瓣损伤等都可造成瓣叶穿孔，发生急性二尖瓣关闭不全。

（2）瓣环。各种原因引起的左室增大或伴有左心衰竭，都可使瓣环扩大，导致二尖瓣关闭不全。但随心脏缩小、心功能改善，二尖瓣关闭不全情况也会改善。

二尖瓣环钙化和退行性变，多发生于老年女性患者，亦导致二尖瓣关闭不全。严重二尖瓣环钙化累及传导系统，可引起不同程度的房室或室内传导阻滞。

（3）腱索。先天性或各种继发性的腱索病变，如腱索过长、腱索的粘连挛缩或断裂，均可导致二尖瓣关闭不全。

（4）乳头肌。冠状动脉灌注不足致使乳头肌血供不足，使其功能失调，导致二尖瓣关闭不全。如是暂时性乳头肌缺血，出现二尖瓣关闭不全也是短暂的。乳头肌坏死是心肌梗死的常见并发症，会造成永久性二尖瓣关闭不全。虽然乳头肌断裂发生率低，但一旦发生，即可出现严重致命的二尖瓣关闭不全。

乳头肌脓肿、肉芽肿、淀粉样变和结节病等，也是二尖瓣关闭不全的病因。一侧乳头肌缺如、降落伞二尖瓣综合征等先天性乳头肌畸形，也可使二尖瓣关闭不全。

2. 病理生理

心室收缩时，二尖瓣关闭不全，部分血液反流入左心房，使左心房承接肺静脉和反流的血液，而使左房压力增高，心室舒张期左心房有过多的血液流入左心室，左心室压力增高，导致左心房和左心室代偿性肥大。当左室功能失代偿，不仅心搏出量减少，而且加重反流，导致左房进一步扩大，最后引起左心衰竭，出现急性肺水肿，继之肺动脉高压。持续肺动脉高压又必然导致右心衰竭，最终为全心衰竭。

3. 临床表现

（1）症状。轻者可无症状，风心病患者可从首次风湿热后，无症状期常可超过20年。重者出现左心功能不全的表现如疲倦、心悸、劳力性呼吸困难等，后期可出现右心功能不全的表现。

急性二尖瓣关闭不全，轻度反流可有轻度的劳力性呼吸困难。重度反流如乳头肌断裂，将立刻发生急性左心衰竭，甚至发生急性肺水肿或心源性休克。

（2）体征。心脏搏动增强并向左下移位；心尖区全收缩期粗糙吹风样杂音是最重要体征，第一心音减弱，肺动脉瓣区第二心音亢进。

（3）并发症。二尖瓣关闭不全的并发症与二尖瓣狭窄的并发症相似，但心力衰竭情况出现较晚。感染性心内膜炎较二尖瓣狭窄常见；房颤、血栓栓塞较二尖瓣狭窄少见。

急性二尖瓣关闭不全，重度反流，可短期内发生急性左心衰竭，甚至发生急性肺水肿或心源性休克，预后差。

4. 实验室检查

（1）X线。左房增大，伴肺淤血。重者左房左室增大，可有间质性肺水肿征。左侧位、右前斜位可见因二尖瓣环钙化而出现的致密、粗的C形阴影。

（2）心电图。急性者常见有窦性心动过速。重者可有左房增大左室肥厚，ST-T非特异改变。也可有右心室肥厚征，常出现房颤。

（3）超声心动图。脉冲式多普勒超声、彩色多普勒血流显像明确诊断的敏感性高。

（4）放射性核素心室造影。通过左心室与右心室心搏量的比值评估反流程度，当比值＞2.5则提示严重反流。

（5）左心室造影。左心室造影是二尖瓣反流程度的"金标准"，通过观察收缩期造影剂反流入左心房的量，评估二尖瓣关闭不全的轻重程度。

5. 治疗原则

（1）急性

治疗的目的是降低肺静脉压，增加心排血量，纠正病因。内科治疗一般为术前过渡措施，降低心脏的前后负荷，减轻肺淤血，减少反流，增加心排血量。外科治疗是根本措施，根据病因、病情情况、反流程度和对药物治疗的反应，进行不同手术方式。

（2）慢性

①内科治疗：a.无症状、心功能正常者无需特殊治疗，应定期随访。b.预防感染性心内膜炎；风心病患者应预防风湿活动。c.房颤处理如二尖瓣狭窄，

但除因心功能恶化需要恢复窦性心律外，多数只需控制心室率。慢性房颤、有栓塞史或左房有血栓的患者，应长期抗凝治疗。

②外科治疗：这是恢复瓣膜关闭完整性的根本措施。为保证手术效果，应在发生不可逆的左心室功能不全之前进行。手术方法有瓣膜修补术和人工瓣膜置换术两种。

二、主动脉瓣疾病

（一）主动脉瓣狭窄

1. 病因病理

（1）风心病。风湿性炎症使主动脉瓣膜交界处粘连融合，瓣叶纤维化、钙化、僵硬、挛缩畸形，造成瓣口狭窄。同时伴有主动脉瓣关闭不全和二尖瓣狭窄。

（2）先天性畸形。先天性二尖瓣畸形是最常见的先天性主动脉瓣狭窄的病因，而且二尖瓣畸形易并发感染性心内膜炎。成年期形成的椭圆或窄缝形狭窄瓣口，是成人孤立性主动脉瓣狭窄的常见原因。

（3）退行性病变。退行性老年钙化性主动脉瓣狭窄，常见于65岁以上老人，常伴有二尖瓣环钙化。

2. 病理生理

由于主动脉瓣狭窄，使左心室后负荷加重，收缩期排血受阻而使左心室肥大，导致左心功能不全。

主动脉瓣狭窄严重时可以引起心肌缺血，其机制：①左心室肥大、心室收缩压升高、射血时间延长，增加心肌耗氧量。②左心室肥大，心肌毛细血管密度相对减少。③心腔内压力在舒张期增高，压迫心内膜下冠状动脉。④左心室舒张末压升高使舒张期主动脉–左心室压差降低，冠状动脉灌注压降低。后两条造成冠状动脉血流减少。供血减少，心肌耗氧量增加，如果有运动等负荷因素，就可出现心肌缺血症状。

3. 临床表现

（1）症状。劳力性呼吸困难、心绞痛、晕厥是主动脉瓣狭窄典型的三联征。劳力性呼吸困难为晚期肺淤血引起的首发症状，进一步可发生夜间阵发性呼吸困难、端坐呼吸，甚至急性肺水肿。心绞痛常因运动等诱发，休息后缓解。晕厥多数发生于直立、运动中或后即刻，少数也有在休息时发生。

（2）体征。主动脉瓣区可闻及响亮、粗糙的收缩期吹风样杂音是主动脉瓣狭窄最重要的体征，可向颈部传导。主动脉瓣区可触及收缩期震颤。

（3）并发症

①心律失常：约 10% 患者可发生房颤，将导致临床表现迅速恶化，可出现严重的低血压、晕厥、肺水肿。心肌供血不足时可发生室性心律失常。病变累及传导系统可致房室传导阻滞。室性心律失常、房室传导阻滞常是导致晕厥，甚至猝死的原因。

②心脏性猝死：一般发生在有症状者。

③感染性心内膜炎：虽不常见，但年轻患者较轻的瓣膜畸形也比老年钙化性瓣膜狭窄的患者，发生感染性心内膜炎的危险性大。

④心力衰竭：可见左心衰竭。因左心衰竭发生后，自然病程明显缩短，因而少见终末期的右心衰竭。

⑤消化道出血：出血多为隐匿性慢性，多见于老年瓣膜钙化患者，手术根治后出血常可停止。

⑥栓塞：少见。

4. 实验室检查

（1）X 线。心影正常或左心房、左心室轻度增大，升主动脉根部可见狭窄后扩张。重者可有肺淤血征。

（2）心电图。重度狭窄者左心房增大、左心室肥厚并有 ST-T 改变。可有房颤、房室传导阻滞、室内阻滞及室性心律失常。

（3）超声心动图。这是明确诊断、判断狭窄程度的重要方法。特别二维超声心动图探测主动脉瓣异常十分敏感，有助于确定狭窄的病因，但不能准确定量狭窄程度。应用连续波多普勒，测定通过主动脉瓣的最大血流速度，计算出跨膜压和瓣口面积。

（4）心导管检查。当超声心动图不能确定狭窄程度，又要进行外科手术治疗，应进行心导管检查。常以左心室主动脉收缩期压差，判断狭窄程度，平均压 > 50mmHg 或峰压 ≥ 70mmHg 为重度狭窄。

5. 治疗原则

（1）内科治疗。治疗目的是明确狭窄程度，观察进展情况，选择合理手术时间。

①感染：预防感染性心内膜炎；预防风湿热活动。

②心律失常：积极治疗心律失常，预防房颤，一旦出现房颤，应及时转为窦性心律。

③心绞痛：可用硝酸酯类药治疗心绞痛。

④心力衰竭：限制钠盐摄入，谨慎使用洋地黄和利尿药药物，不可使用作用于小动脉的血管扩张药，避免使用 β 受体阻滞药等负性肌力药物。

⑤无症状：无症状的轻度狭窄患者要每两年复查 1 次。中、重度狭窄的患者每 6～12 个月复查 1 次，同时要避免剧烈体力活动。

（2）介入治疗。经皮球囊主动脉瓣成形术与经皮球囊二尖瓣成形术不同，临床应用范围局限。另外经皮球囊主动脉瓣成形术不能代替人工瓣膜置换术，只对高危患者在血流动力学方面产生暂时的轻微的益处，不能降低死亡率。

（3）外科治疗。人工瓣膜置换术是治疗成人主动脉瓣狭窄的主要方法。儿童、青少年的非钙化性先天性主动脉瓣严重狭窄者，可在直视下行瓣膜交界处分离术。

（二）主动脉瓣关闭不全

1. 病因病理

主要由于主动脉瓣和（或）主动脉根部疾病所致。

（1）急性

①创伤：造成升主动脉根部、瓣叶的损伤。

②主动脉夹层：使主动脉瓣环扩大、一个瓣叶被夹层挤压、瓣环或瓣叶被夹层血肿撕裂，常发生在马方综合征、特发性升主动脉扩张、高血压、妊娠。

③感染性心内膜炎：致使主动脉瓣膜穿孔、瓣周脓肿。

④人工瓣膜撕裂。

（2）慢性

①主动脉瓣疾病：绝大部分患者的主动脉瓣关闭不全是由于风心病所致，单纯主动脉瓣关闭不全少见，常因瓣膜交界处伴有程度不同狭窄，常合并二尖瓣损害。感染性心内膜炎是单纯性主动脉瓣关闭不全的常见病因，赘生物使瓣叶损害、穿孔，瓣叶结构损害、脱垂及赘生物介于瓣叶之间，均影响主动脉瓣关闭。即便感染控制，瓣叶纤维化、挛缩也继续发展。临床上表现为急性、亚

急性、慢性主动脉瓣关闭不全。先天性畸形，其中在儿童期出现主动脉瓣关闭不全，二叶主动脉瓣畸形是单纯性主动脉瓣关闭不全的1/4。室间隔缺损也可引起主动脉瓣关闭不全。主动脉瓣黏液样变，瓣叶舒张期脱垂入左心室，致使主动脉瓣关闭不全。强直性脊柱炎也可瓣叶受损，出现主动脉瓣关闭不全。

②主动脉根部扩张疾病：造成瓣环扩大，心脏舒张期瓣叶不能对合。如梅毒性主动脉炎、马方综合征、特发性升主动脉扩张、重症高血压和（或）动脉粥样硬化而导致升主动脉瘤以及强直性脊柱炎造成的升主动脉弥漫性扩张。

2. 病理生理

由于主动脉瓣关闭不全，在舒张期左心室接受左心房流入的血液及主动脉反流来的血液，使左心室代偿性肥大和扩张，逐渐发生左心衰竭，出现肺淤血。

左心室心肌重量增加使心肌耗氧量增加，主动脉舒张压低致使冠状动脉血流减少，两方面造成心肌缺血，使左心室心肌收缩功能降低。

3. 临床表现

（1）症状。轻者可无症状。重者可有心悸，心前区不适、心绞痛、头部强烈的震动感，常有体位性头晕。晚期可发生左心衰竭。

急性患者重者可出现低血压和急性左心衰竭。

（2）体征。第二主动脉瓣区可听到舒张早期叹气样杂音。颈动脉搏动明显；脉压增大；周围血管征常见，如点头征（DeMusset 征）、颈动脉和桡动脉扪及水冲脉、股动脉枪击音（Traube 征）、股动脉听诊可闻及双期杂音（Duwziez 征）和毛细血管搏动征。主动脉根部扩大患者，在胸骨右侧第 2、第 3 肋间可扪及收缩期搏动。

（3）并发症。常见的是感染性心内膜炎；发生心力衰竭急性患者出现早，慢性患者则出现于晚期；可出现室性心律失常，但心脏性猝死少见。

4. 实验室检查

（1）X 线。急性期可有肺淤血或肺水肿征。慢性期左心房、左心室增大，升主动脉继发性扩张，并可累及整个主动脉弓。左心衰竭时可有肺淤血征。

（2）心电图。急性者常见有窦性心动过速和 ST–T 非特异改变，慢性者可有左心室肥厚。

（3）超声心动图。M 型显示二尖瓣前叶或室间隔舒张期纤细扑动，是可靠诊断征象。急性患者可见二尖瓣期前关闭，主动脉瓣舒张期纤细扑动是瓣叶破裂的特征。

（4）放射性核素心室造影。可以判断左心室功能；根据左、右心搏量比值估测反流程度。

（5）磁共振显像。诊断主动脉疾病极为准确，如主动脉夹层。

（6）主动脉造影。当无创技术不能确定反流程度，并准备手术治疗时，可采用选择性主动脉造影，半定量反流程度。

5. 治疗原则

（1）急性

外科人工瓣膜置换术或主动脉瓣修复术是根本的措施。内科治疗目的是降低肺静脉压，增加心排血量，稳定血流动力学。

（2）慢性

①内科治疗：积极控制感染；预防感染性心内膜炎；预防风湿热。应用青霉素治疗梅毒性主动脉炎。当舒张压＞90mmHg 时需用降压药。左心衰竭时应用血管紧张素转换酶抑制药和利尿药，需要时可加用洋地黄类药物。心绞痛可使用硝酸酯类药物。积极控制心律失常，纠正房颤。无症状的轻度、中度反流患者应限制重体力活动，每1～2年复查1次。无症状的中度主动脉瓣关闭不全和左室扩大者，也需使用血管紧张素转换酶抑制药，延长无症状期。

②外科治疗：人工瓣膜置换术或主动脉瓣修复术是严重主动脉瓣关闭不全的主要治疗方法，为不影响手术后的效果，应在不可逆心功能衰竭发生之前进行，但须遵守手术适应证，避免过早手术。

三、心瓣膜疾病护理措施

（一）活动与休息

按心功能分级安排适当的活动，合并主动脉病变者应限制活动，风湿活动时卧床休息，活动时出现不适，应立即停止活动并给予吸氧3～4L/min。

（二）饮食护理

给予高热量、高蛋白、高维生素易消化饮食，以协助提高机体抵抗力。

（三）病情观察

1. 体温观察

定时观测体温，注意热型，体温超过38.5℃时给予物理降温，半小时后测量体温并记录降温效果。观察有无风湿活动的表现，如皮肤出现环形红斑、皮下结节、关节红肿疼痛等。

2. 心脏观察

观察有无心力衰竭的征象，监测生命体征和肺部、水肿、肝大的体征，观察有无呼吸困难、乏力、尿少、食欲减退等症状。

3. 评估栓塞

借助各项检查评估栓塞的危险因素，密切观察有无栓塞征象，一旦发生应立即报告医生，给予溶栓、抗凝治疗。

（四）风湿的预防与护理

注意休息，病变关节应制动、保暖，避免受压和碰撞，可用局部热敷或按摩，减轻疼痛，必要时遵医嘱使用止痛药。

（五）心衰的预防与护理

避免诱因，积极预防呼吸道感染及风湿活动，纠正心律失常，避免劳累、情绪激动。严格控制输入量及输液滴速，如发生心力衰竭置患者半卧位，给予吸氧，给予营养易消化饮食，少量多餐。保持大便通畅。

（六）防止栓塞发生

1. 预防措施

鼓励与协助患者翻身，避免长时间蹲、坐，勤换体位，常活动下肢，经常按摩、用温水泡脚，以防发生下肢静脉血栓。

2. 有附壁血栓形成患者护理

应绝对卧床，避免剧烈运动或体位突然改变，以免血栓脱落，形成动脉栓塞。

3. 观察栓塞发生的征兆

脑栓塞可引起言语不清、肢体活动受限、偏瘫；四肢动脉栓塞可引起肢体剧烈疼痛、皮肤颜色及温度改变；肾动脉栓塞可引起剧烈腰痛；肺动脉栓塞可引起突然剧烈胸痛和呼吸困难、发绀、咯血、休克等。

（七）亚急性感染性心内膜炎的护理

应做血培养以查明病原菌；注意观察体温、新出血点、栓塞等情况。注意休息，合理饮食，补充蛋白质和维生素，提高抗病能力。

（八）合理用药

遵医嘱给予抗生素、抗风湿热药物、抗心律失常药物及抗凝治疗，观察药物疗效和副作用，如阿司匹林导致的胃肠道反应、柏油样便、牙龈出血等副作用；观察有无皮下出血、尿血等；注意观察和防止口腔黏膜及肺部有无二重感染；严密观察患者心率/律变化，准确应用抗心律失常药物。

（九）健康教育

1. 解释病情

告诉患者及家属此病的病因和病程发展特点，将其治疗长期性和困难讲清楚，同时要给予鼓励，建立信心。对于有手术适应证的病人，要劝患者择期手术，提高生活质量。

2. 环境要求

居住环境要避免潮湿、阴暗等不良条件，保持室内空气流通，温暖干燥，阳光充足，防风湿复发。

3. 防止感染

在日常生活中要注意适当锻炼，注意保暖，加强营养，合理饮食，提高机体抵抗力，加强自我保健，避免呼吸道感染，一旦发生，应立即就诊、用药治疗。

4. 避免诱发因素

协助患者做好休息及活动的安排，避免重体力劳动、过度劳累和剧烈运动。要教育患者家属理解患者病情并要给予照顾。

要劝告反复发生扁桃体炎患者，在风湿活动控制后2～4个月可手术摘除扁桃体。在拔牙、内镜检查、导尿、分娩、人工流产等手术前，应告诉医师自己有风心病史，便于预防性使用抗生素。

5. 妊娠

育龄妇女要在医生指导下，根据心功能情况，控制好妊娠与分娩时机。对于病情较重不能妊娠与分娩患者，做好患者及配偶的心理工作，接受现实。

6. 提高患者依从性

告诉患者坚持按医嘱服药的重要性，提供相关健康教育资料。同时告诉患者定期门诊复诊，对于防止病情进展也是重要的。

第八节　心力衰竭

心力衰竭是各种心血管疾病的最严重阶段。据国内 50 家住院病例调查，心力衰竭住院率只占同期心血管病的 20%，但病死率却高达 40%，根据病变部位可分为左心衰竭、右心衰竭和全心衰竭；根据发病情况可分为急性心力衰竭和慢性心力衰竭。

一、慢性心力衰竭

慢性心力衰竭是各种心脏结构或功能性疾病导致心室充盈和（或）射血能力受损而引起的一组综合征。由于心室收缩功能下降，射血功能受损，心排血量不能满足机体代谢的需要，器官、组织血液灌注不足，同时出现肺循环和（或）体循环淤血，主要表现是呼吸困难和无力而致体力活动受限和水肿；由于心肌舒张功能障碍左心室充盈压异常增高，使肺静脉回流受阻，而导致肺循环淤血。

（一）病因与诱发因素

1. 病因

（1）原发性心肌损害。缺血性心肌损害，如冠心病心肌缺血和心肌梗死，心肌炎和心肌病；心肌代谢障碍性疾病，如糖尿病心肌病，其他维生素 h 缺乏及心肌淀粉样变性。

（2）压力负荷过重。左心室压力负荷过重，常见于高血压、主动脉瓣狭窄；右心室压力负荷过重，常见于肺动脉高压、肺动脉瓣狭窄、肺栓塞。

（3）容量负荷过重。如二尖瓣、主动脉瓣关闭不全；先天性心脏病，如房室间隔缺损、动脉导管未闭。此外，伴有全身血容量增多或循环血量增多的疾病有慢性贫血、甲状腺功能亢进症。

2. 诱发因素

包括感染、心律失常、生理或心理压力过大、过度疲劳、情绪激动、精神过于紧张、妊娠和分娩、血容量增加，其他原因有疾病治疗不当，如风湿性心脏瓣膜病出现了风湿活动；合并甲状腺功能亢进或贫血；不恰当停用洋地黄制剂。

（二）临床表现

1. 左心衰竭

（1）症状。①呼吸困难：这是左侧心力衰竭的主要症状，可表现为劳力性呼吸困难、夜间阵发性呼吸困难或端坐卧位。②咳嗽、咳痰和咯血：开始常发生于夜间，由于肺泡和支气管黏膜淤血导致咳嗽和咳痰，坐位或立位时可减轻或消失；慢性肺淤血、肺静脉压力升高，导致肺循环和支气管血液循环之间形成侧支，支气管黏膜下形成扩张的血管，一旦破裂可引起大咯血。③疲倦、乏力、头晕、心悸，这是心排血量减低，器官、组织血液灌注不足，以及代偿性心率加快所致。④少尿及肾功能损害症状：可出现少尿，长期慢性肾血流量减少进一步导致血尿素氮、肌酐升高，并可伴有肾功能不全的全身症状。

（2）体征。①肺部湿性啰音：随着病情加重，肺部啰音从局限性肺底部到全肺，双肺底可闻及细湿啰音，并伴有单侧或双侧胸腔积液和双下肢水肿。②心脏体征：心脏扩大、心率快 ≥ 100 次 / 分钟，第一心音减弱心尖部可闻及S3 奔马律，肺动脉瓣区第二心音亢进，若有瓣膜病在各听诊区可闻及杂音。

（3）辅助检查。①心电图：窦性心动过速，可见二尖瓣 P 波，V1 导联反映左心房、左心室肥厚、扩大，可有左、右束支传导阻滞和室内传导阻滞，急性、陈旧性梗死或心肌缺血，以及多种室性或室上性心律失常。②胸部 X 线检查：心影增大，心胸比例增加，左心房、左心室或全心扩大，肺淤血，间质性肺水肿和肺泡性肺水肿，上、下腔静脉影增宽，胸腔积液。③超声心动图：可见左心房、左心室扩大或全心扩大，或有室壁瘤存在；左心室整体或节段性收缩运动严重低下，左室射血分数 < 40%，重度心力衰竭时，反映每搏量的主动脉瓣区血流频谱降低；二尖瓣或主动脉瓣严重狭窄或反流，大量心包积液，严重肺动脉高压。④血气分析：低氧血症伴呼吸性碱中毒，少数可伴有呼吸性酸中毒。

2. 右心衰竭

（1）症状。①消化道症状：胃肠道及肝淤血引起恶心、呕吐、腹胀、食欲缺乏。②劳力性呼吸困难。

（2）体征。①水肿首先出现在身体最低部位，如卧床患者背骶部、会阴或阴囊部，非卧床患者的足踝部、胫前部，为对称性压陷性水肿；重者可延及全身，出现胸、腹腔积液，同时伴有尿量减少和体重增加。②颈静脉征：颈静脉怒张、充盈，肝颈静脉反流征阳性。③肝脏体征：肝大伴压痛，肝硬化，黄疸，腹水。④心脏体征：右心室显著扩大出现三尖瓣关闭不全的反流性杂音。

（3）检查。①心电图：P 波高尖，电轴右偏、AVR 导联 R 波为主，R 导联 eS＞L，右束支阻滞等右心房、左心室肥厚扩大。②胸部 X 线：右心房、右心室扩大和肺动脉段凸（有肺动脉高压）或凹；上、下腔静脉增宽和胸腔积液症。③超声心动图：右心房、右心室扩大或增厚，肺动脉增宽和高压，二尖瓣和肺动脉狭窄或关闭不全以及心包积液等。

3. 全心衰竭

（1）症状。先有左侧心力衰竭症状，随后出现右侧心力衰竭症状，由于右心排血量下降能减轻肺淤血或肺水肿，故左侧心力衰竭症状可随右侧心力衰竭症状出现而减轻。

（2）体征。既有左侧心力衰竭体征又有右侧心力衰竭体征，全心衰竭时，由于右侧心力衰竭的存在，左侧心力衰竭的体征可因肺淤血或水肿的减轻而减轻。

（3）辅助检查。①心电图：反映左心房、左心室肥厚扩大为主，或左、右心房，左、右心室均肥厚扩大及房、室性心律失常，房室传导阻滞、束支传导阻滞和室内阻滞图形，QRS 波群低电压。②胸部 X 线检查：心影增大或以左心房、左心室增大为主；可见肺淤血、肺水肿，上、下腔静脉增宽和胸腔积液。③超声心动图：左、右心房，左、右心室均增大或以左心房、左心室扩大为主，左心室整体和节段收缩功能低下，左室射血分数（LVEF）降低（＜40%）。④心导管检查：肺毛细血管楔压（PCWP）和中心静脉压（CVP）均增高，分别大于 18mmHg 和 15cmH$_2$O。

（三）常见并发症

（1）心律失常。左心室扩大和左心室射血分数降低的患者常伴有室性心动过速，而所有的快速室性心律失常患者的猝死率很高。

（2）急性左心功能不全。

（四）治疗原则

提高运动耐量，改善生活质量；阻止或延缓心室重构；防止心肌损害进一步加重；降低病死率。

1. 基本病因治疗

控制高血压，使用药物、介入或手术改善冠心病心肌缺血，心瓣膜病换瓣手术，以及先天畸形的纠治手术。

2. 消除诱因

控制感染；纠正心房颤动，房颤不能及时复律应尽快控制心室率；甲状腺功能亢进症、贫血的患者注意检查并予以纠正。

3. 一般治疗

（1）休息：控制体力活动，避免精神刺激，降低心脏的负荷。（2）控制钠盐摄入：但应注意在应用强效排钠利尿药时，过分严格限盐可导致低钠血症。

4. 药物治疗

（1）利尿药的应用。利尿药是心力衰竭治疗中最常用的药物，常用的利尿药如下：①噻嗪类利尿药：注意补充钾盐，否则可因低血钾导致各种心律失常。②襻利尿药：以呋塞米（速尿）为代表，在排钠的同时也排钾，为强效利尿药。低血钾是这类利尿药的主要不良反应，必须注意补钾。③保钾利尿药：常用的有螺内酯（安体舒通）、氨苯蝶啶、阿米洛利。

（2）肾素—血管紧张素—醛固酮系统抑制药。①血管紧张素转化酶抑制药。②血管紧张素受体阻滞药。③醛固酮受体拮抗药。

（3）β 受体阻滞药。

（4）正性肌力药。①洋地黄类药物，如地高辛、洋地黄毒苷等。②非洋地黄类正性肌力药，肾上腺素能受体兴奋药。

5. 左心室射血分数降低的治疗

（1）药物治疗。常规合用利尿药、血管紧张素转化酶抑制药或血管紧张素受体拮抗药、β 受体阻滞药、洋地黄。

（2）运动。运动锻炼可以减少神经激素系统的激活和减慢心室重塑的进程。因此，建议锻炼与药物治疗相结合。

（3）心脏再同步化治疗。置入双心腔起搏装置，用同步化方式刺激右心室和左心室，从而治疗心脏的非同步收缩，缓解症状。

（4）室性心律失常与猝死的预防。采用减缓疾病进展的有效治疗方法、β 受体阻滞药、醛固酮拮抗药、胺碘酮，可降低猝死和总病死率，致命性的快速心律失常患者应置入心脏复律除颤器。

（5）其他治疗方法。重组人脑利钠肽、置入性血流动力学监测装置和体内心脏支持装置、体外反搏、心肌生长因子、干细胞移植等治疗方法仍在观察和实验阶段。

6. 左心室射血分数正常的治疗

心力衰竭但是左心室射血分数相对或接近正常的患者多达 20%～60%。无瓣膜病时，认为心室顺应性降低是这种综合征的主要原因，主要是控制对心室舒张产生重要影响的生理学因素，如血压、心率、血容量和心肌缺血，通过降低静息和运动状态心脏充盈来减轻症状。

7. 难治性心力衰竭的治疗

纠正引起难治性心力衰竭的原因，加强治疗措施，严格控制液体入量，给予合理足量的血管扩张药，可考虑静脉应用非洋地黄类正性肌力药物和扩血管药物以减轻症状。

（五）护理

1. 评估

（1）健康史和相关因素。①一般状况：患者的年龄、性别、职业、婚姻状态、营养状况，尤其注意与现患疾病相关疾病史和药物使用情况、过敏史、手术史、家族史。②发病特点：患者有无呼吸困难、水肿、尿少，夜间阵发性呼吸困难表现。③相关因素：包括既往史，心力衰竭病因和诱因、病情病程发展、精神状态，初步判断心功能分级以及对生活质量的影响。

（2）身体状况。

1）病情：①体温、心律、心率、有无交替脉、血压的高低、神志、精神、营养、皮肤色泽，以及缺氧程度。②水肿部位及程度。轻度水肿：距小腿关节以下；中度水肿：膝关节以下；重度水肿：膝关节以上，和（或）伴胸腔积液、腹水。③体位。是否平卧、半卧还是端坐。④心肺。心脏扩大，心尖冲动的位置和范围，有无心尖部舒张期奔马律，病理性杂音，双肺有无湿啰音或哮鸣音。⑤其他。有无颈静脉怒张、肝颈静脉回流征阳性，肝脏大小、质地，有无胸腹水，此外还要特别关注电解质、血气分析。

2）病情发展：有无劳力性呼吸困难，有无夜间憋醒、阵发性呼吸困难或端坐卧位，有无咳嗽、咳粉红色泡沫痰，有无疲乏、头晕、失眠等左心衰竭的表现；有无恶心、呕吐、食欲缺乏、腹胀、体重增加、身体低垂部位水肿等右心衰竭表现。

3）辅助检查

①X线检查：心影大小及外形为心脏病的病因诊断提供重要的参考资料。

②超声心动图；比 X 线更准确地提供各心腔大小变化及心瓣膜结构及功能情况以及估计心脏功能。

③放射性核素检查。放射性核素心血池显影，除有助于判断心室腔大小外，以收缩末期和舒张末期的心室影像的差别计算 EF 值。

④有创性血流动力学检查：对急性重症心力衰竭患者必要时采用漂浮导管，经静脉插管直至肺小动脉，测定各部位的压力及血液含氧量，计算心脏指数（CI）及肺小动脉楔压（PCWP），直接反映左心功能。

⑤美国（NHYA）心脏病学会心功能分级评估，根据患者自觉症状分级，可大体上反映病情的严重程度。

Ⅰ级：患者患有心脏病，但日常活动量不受限，一般活动后不引起乏力、心悸、呼吸困难和心绞痛。

Ⅱ级：心脏病患者的体力活动受到轻度限制，静息时无不适，但低于日常活动量即感乏力，心悸、气促和心绞痛。

Ⅲ级：心脏病患者的体力活动明显受限，但低于日常活动量即感乏力，心悸、气促和心绞痛。

Ⅳ级：不能进行任何体力活动，休息时可有心力衰竭或心绞痛症状，任何体力活动都加重不适。

⑥ 6min 步行运动试验：6min 步行距离 < 150m，表明重度心力衰竭；150～425m 为中度心力衰竭；426～550m 为轻度心力衰竭。这是一项简单易行、安全方便的用以评定慢性心力衰竭患者运动耐力的方法，同时也用来评价心力衰竭治疗的方法。

2. 护理措施

（1）病情观察：①观察生命体征，心率、心律、血压、呼吸频率、节律、氧饱和度。②观察水肿的部位和程度并做好护理记录。③观察有无下肢肿胀、疼痛。④观察电解质平衡状况。⑤观察患者情绪，有无焦虑、抑郁和自杀等异常心理。⑥观察药物反应：地高辛和利尿药。

（2）并发症的观察与护理

1）下肢静脉血栓的护理。①评估发生下肢静脉血栓的危险因素：慢性心功能不全患者长期卧床、全身水肿、活动受限是导致下肢静脉血栓的直接因素。②协助患者床上翻身，被动活动四肢、抬高下肢。③原发病无使用抗凝药禁忌证的疾病，可预防性的口服抗凝血药或皮下注射低分子肝素。④密切观察下肢血液循环，天气寒冷时注意保暖。⑤避免在下肢输液。

2）洋地黄中毒的治疗护理。①评估发生洋地黄中毒的危险因素，老年人、心肌缺血缺氧、重度心力衰竭、低钾低镁血症、肾功能减退的患者对洋地黄较敏感。②洋地黄与奎宁丁、胺碘酮、维拉帕米、阿司匹林等药物合用可增加中毒概率，避免合用。③地高辛治疗起始和维持剂量是每日 0.125～0.25mg，血浆药物浓度 0.5～1.0ng/mL。④发药前数脉搏，当心率＜60 次／分钟或节律不规则，应暂停服药，报告医生并注意血压、心电图的变化。⑤观察洋地黄中毒的临床表现；常见的胃肠道反应有恶性、呕吐、食欲缺乏；神经系统表现有头痛、倦怠、视物模糊、黄视、绿视和复视。最重要的心电图表现是各类的心律失常，最常见的有室性期前收缩，多呈二联或三联。⑥发生洋地黄中毒时应立即停药，低钾患者可口服或静脉补钾，停用利尿药。⑦快速纠正心律失常可用利多卡因或苯妥英钠。⑧有传导阻滞或缓慢型心律失常患者静脉注射阿托品或安装临时起搏器治疗。

（3）一般护理

①保持室内空气新鲜，温度、湿度适宜，防止感冒受凉加重心力衰竭。

②做好心理护理，鼓励患者表达内心感受，多与患者和家属沟通交流，使患者和家属共同参与治疗护理。

③休息与卧位：卧床休息视病情而定，对呼吸困难、咳嗽、咳痰明显的者采取半卧位，持续或低流量吸氧，护士要督促患者翻身，变换体位。

④准确记录出入量，保持出入量平衡，每日下午观察尿量，如尿量少于500mL，尽早使用利尿药。

⑤饮食饮水：遵医嘱低盐低脂饮食，给予高维生素、低热量、少盐、少油，富有钾、镁及适量纤维素的食物，宜少量多餐避免刺激性食物，对少尿患者应根据血钾水平决定食物中含钾量，每日钠盐控制在每日 4～5g，水肿和心功能2 级的患者饮水量严格控制在 500～600mL。

⑥应用利尿药后注意有无低血钾症状。

⑦保持排便通畅，切忌排便用力，必要时服用缓泻药。

（4）使用利尿药的护理。①利尿药从小剂量开始，然后剂量逐渐增加直至尿量增加，体重减轻，一般每日减轻体重 0.5～1kg。利尿药配合中度限制钠盐摄入（3～4g）。②每日记录患者体重，根据体重增加或减少情况调整用药量。

3. 健康教育

（1）用药指导。慢性心功能不全的治疗是一个持久的过程，要向患者及家属讲解诱发心力衰竭的危险因素。遵医嘱按时服用药物，对于服用地高辛药物患者密切观察消化道、神经系统、心脏毒性反应，警惕地高辛中毒的前驱症状。

（2）活动与休息。根据心功能受损的程度决定活动与休息。心功能Ⅰ级的患者应适当休息，保证睡眠，注意劳逸结合；心功能Ⅱ级的患者应增加休息，但能从事日常家务工作；心功能Ⅲ级的患者要限制活动，增加卧床休息时间；心功能Ⅳ级的患者要绝对卧床休息，原则上以不出现症状为限。家人要协助患者沐浴、更衣。

（3）饮食指导。给予高维生素、低热量、少盐、少油，富有钾、镁及适量纤维素的食物，宜少量多餐避免刺激性食物，对少尿患者应根据血钾水平决定食物中含钾量，每日钠盐控制在4g。

（4）保持出入量平衡。准确记录尿量，每日测量体重，若发现体重有隐匿性增加时，应警惕心力衰竭的复发。

（5）保持排便通畅，多食含纤维素的蔬菜和食物，每日排便1次，排便时切勿用力。

（6）重度水肿患者，应定时变换体位，保持床单整洁、干燥，防止发生压疮。

（7）室内温度和湿度要适宜，空气新鲜，防止受凉感冒。有感染迹象时及时就医。

二、急性左侧心力衰竭

急性左侧心力衰竭是由于急性心脏病变引起心排血量显著、急骤降低导致的组织器官灌注不足和急性淤血综合征，以急性肺水肿或心源性休克为主要表现。

（一）病因与发病机制

导致急性左侧心力衰竭的病因是与冠心病有关的急性广泛前壁心肌梗死、

乳头肌梗死断裂、室间隔破裂穿孔，感染性心内膜炎引起的瓣膜穿孔、腱锁断裂所致的瓣膜性急性反流，还有其他高血压心脏病血压急剧增高，原有心脏病的基础上快速心律失常或严重缓慢性心律失常，输液过多、过快，上述各种病因导致心脏解剖或功能的突发异常，使心排血量急剧降低和肺静脉压突然升高均可发生急性左侧心力衰竭。

（二）临床表现

根据心脏排血功能减退的程度、速度和持续时间的不同，以及代偿功能的差别有四种不同表现：

1. 心源性昏厥

心脏本身排血功能减退，心排血量减少引起脑部缺血、发生短暂的意识丧失，发作持续时间数秒钟时可有四肢抽搐、呼吸暂停、发绀等表现，称为阿一斯综合征。

2. 休克

由于心排血功能低下，导致心排血量不足而引起的休克。临床上除一般休克的表现外，多伴有心功能不全、颈静脉怒张等表现。

3. 急性肺水肿

典型发作是突然、严重气急，伴严重呼吸困难，呼吸频率 > 30 ~ 40 次，端坐呼吸，阵阵咳嗽，口唇青紫、大汗，咳出泡沫样痰，心率增快，血压在起始时增高，以后降至正常或降低，肺啰音和端坐呼吸，血脉氧饱和度 < 90%。

4. 心搏骤停

严重心功能不全的表现。

（三）辅助检查

1. 急性肺水肿

典型 X 线示蝴蝶形状大片阴影由肺门向周围扩散。

2. 心电图

帮助确诊急性左侧心力衰竭的病因以及了解心室负荷情况。

3. 动脉血气

评估氧合情况、通气情况、酸碱平衡和碱缺失。

4. NT-pro 血浆 B 型利钠钛

大于 300pg/mL 和 BNP 为 100pg/mL 作为诊断分界线。

（四）治疗原则

1. 一般治疗

（1）抗感染。有针对性选择抗生素治疗。

（2）控制血糖。根据血糖监测结果控制血糖。

（3）分解代谢产物。保证能量和氮平衡。

（4）保护肾功能。在合理治疗措施的情况下，实时监测肾功能。

2. 氧气和通气支持

开放气道，急性左心功能不全伴有低氧血症给予高流量吸氧，将氧饱和度维持在＞95%～98%；无创性通气支持有两种，持续气道正压通气和（或）无创性正压机械通气，在这些措施无效的情况下，予以气管插管。

3. 药物治疗

（1）吗啡。静脉注射3～5mg，必要时可重复1次，用药后注意观察有无呼吸抑制。

（2）血管扩张药。使用多功能重症监护设备，严密观察血压、心率、心律变化。

（3）利尿。静脉注射呋塞米后15～30min观察尿量。

（4）洋地黄制剂。毛花苷C（西地兰）静脉注射需缓慢。

（五）护理

1. 评估

（1）健康史和相关因素。①一般情况：患者的年龄、性别、职业、婚姻状态、营养状况，尤其注意与现患疾病相关疾病史和药物使用情况、过敏史、手术史、家族史。②发病特点：患者有无导致急性左侧心力衰竭的病因和诱因，病情严重性以及心功能分级。③相关因素：是否合并其他脏器官功能不全的表现。

（2）身体状况。①生命体征。体温、心律、心率、血压、神志、精神、营养、皮肤色泽、尿量，以及缺氧程度。②水肿部位及程度。轻度水肿：距小腿关节以下；中度水肿：膝关节以下；重度水肿：膝关节以上和（或）伴胸腔积液、腹水。③体位：半卧位或端坐卧位，减轻呼吸困难。

2. 护理措施

（1）心理护理。由于交感神经系统兴奋性增高，呼吸困难进行性加重，患者易产生恐惧心理。医护人员在抢救患者时应保持镇静、操作熟练、忙而不乱；注意保护性医疗措施，不在患者床旁谈论病情，做好护理记录。

（2）保持环境整洁、安静，室内温度适宜，避免增加感染的可能，限制探视人员出入。

（3）病情观察。患者劳力性或夜间阵发性呼吸困难，心率增快、乏力、尿量减少、心尖部闻及舒张期奔马律时，应及时与医生联系。出现急性肺水肿征兆，应立即救治，协助患者取端坐位，双腿下垂，肺水肿伴严重低氧血症和二氧化碳潴留，药物不能纠正者应考虑气管插管和呼吸机辅助呼吸。

（4）密切观察记录患者神志、面色、心率、心律、呼吸频率、血压、尿量、药物反应情况，检查血电解质、血气分析，以及缺氧程度，持续高流量高浓度吸氧，每分钟 6～8L，氧气湿化罐内加入 20%～30% 乙醇，病情严重者采用无气管插管通气支持，包括持续气道正压或无创正压机械通气，必要时行气管插管呼吸机辅助呼吸，通过氧疗将氧饱和度维持在 95%～98%。

（5）使用静脉留置针穿刺。迅速建立两条静脉通道，遵医嘱使用药物并观察药物不良反应。①吗啡：静脉注射 3～5mg，用药后注意观察有无呼吸抑制。②快速利尿：静脉注射呋塞米 20～40mg，4h 后可重复 1 次，用后注意协助患者排尿。③血管扩张药：应用可采用微量输液泵控制药物速度。④洋地黄制剂：用于快速心房颤动的患者或已知有心脏扩大伴左心室收缩功能不全者，毛花苷 C 静脉注射，首次剂量是 0.4～0.8mg。氨茶碱对解除气管痉挛有效，注意缓慢注射。

3. 健康教育

（1）应向患者讲解各种诱因，嘱患者避免诱发因素，发生急性肺水肿时不要恐慌，保持情绪稳定极为重要。

（2）饮食指导。控制钠盐的摄入，给予低胆固醇、低动物脂肪、高蛋白质、高热量、富含高维生素、清淡易消化的饮食。

（3）强心药物。最常见洋地黄毒性反应是恶心、呕吐、黄视、心率加快或减慢等。应用洋地黄期间，应严密观察心率、心律、尿量变化及胃肠道症状。

（4）应用血管扩张药。如硝普钠、硝酸酯类等，输液过程中不能突然坐起或站立，以防出现低血压而晕倒。如果出现低血压表现时，应立即平卧，减慢或停止输液。

（5）教会患者控制饮水量，每天保持出入量平衡，切忌暴饮、暴食，以免加重心脏负担，诱发急性心功能不全。静脉输液时，速度不能超过40滴/分钟。

（6）告知患者和家属在静脉注射呋塞米后15～30min排尿，准确记录尿量。

（7）保持排便通常，必要时服用缓泻药，切忌用力。

第九节　感染性心内膜炎

感染性心内膜炎是心内膜表面的微生物感染，伴赘生物形成。生物是大小不等、形状不一的血小板和纤维素团块，内有微生物和炎症细胞。瓣膜是最常受累部位，间隔缺损部位、腱索或心壁内膜也可发生感染。而动静脉瘘、动脉瘘（如动脉导管未闭）、主动脉缩窄部位的感染虽然属于动脉内膜炎，但临床与病理均类似于感染性心内膜炎。

感染性心内膜炎根据病程可分为急性和亚急性。急性感染性心内膜炎特点是：中毒症状明显；病情发展迅速，数天或数周引起瓣膜损害；迁移性感染多见；病原体主要是金黄色葡萄球菌。亚急性感染性心内膜炎特点是：中毒症状轻；病程长，可数周至数月；迁移性感染少见；病原体多见草绿色链球菌，其次为肠球菌。

感染性心内膜炎又可分为自体瓣膜心内膜炎、人工瓣膜心内膜炎和静脉药瘾者的心内膜炎。

一、病因与发病机制

（一）病因

感染性心内膜炎主要是由链球菌和葡萄球菌感染。急性感染性心内膜炎主要由金黄色葡萄球菌引起，少数患者由肺炎球菌、淋球菌、A族链球菌和流感杆菌等所致。亚急性感染性心内膜炎由草绿色链球菌感染最常见，其次为D族链球菌（牛链球菌和肠球菌）、表皮葡萄球菌，其他细菌较少见。真菌、立克次体和衣原体等是感染性心内膜炎少见的致病微生物。

（二）发病机制

1. 急性感染性心内膜炎

来自皮肤、肌肉、骨骼、肺等部位的活动性感染灶的病原菌，细菌量大，细菌毒力强，具有很强的侵袭性和黏附于心内膜的能力。主要累及正常心瓣膜，主动脉瓣常受累。

2. 亚急性感染性心内膜炎

亚急性感染性心内膜炎临床上至少占据病例的 2/3，其发病与以下因素有关：

（1）血流动力学因素。亚急性感染性心内膜炎患者约有 3/4 主要发生于器质性心脏病，多为心脏瓣膜病，主要是二尖瓣和主动脉瓣，其次是先天性心血管病，如室间隔缺损、动脉导管未闭、法洛四联症和主动脉狭窄。赘生物常位于二尖瓣关闭不全的瓣叶心房面、主动脉瓣关闭不全的瓣叶心室面和室间隔缺损的间隔右心室侧，可能与这些部位的压力下降和内膜灌注减少，利于微生物沉积和生长有关。高速射流冲击心脏或大血管内膜处可使局部损伤，如二尖瓣反流面对的左心房壁、主动脉反流面对的二尖瓣前叶有关腱索和乳头肌，未闭动脉导管射流面对的肺动脉壁的内皮损伤，并容易感染。在压差小的部位，发生亚急性感染性心内膜炎少见，如房间隔缺损和大室间隔缺损或血流缓慢时，如房颤和心力衰竭时少见，瓣膜狭窄时比关闭不全少见。

近年来，随着风湿性心脏病发病率的下降，风湿性瓣膜心内膜炎发生率也随之下降。由于超声心动图诊断技术的普遍应用，主动脉瓣二叶瓣畸形、二尖瓣脱垂和老年性退行性瓣膜病的诊断率提高和风湿性瓣膜病心内膜炎发病率的下降，而非风湿性瓣膜病的心内膜炎发病率有所升高。

（2）非细菌性血栓性心内膜病变。研究证实，当内膜的内皮受损暴露内皮下结缔组织的胶原纤维时，血小板聚集，形成血小板微血栓和纤维蛋白沉积，成为结节样无菌性赘生物，称其为非细菌性血栓性心内膜病变，是细菌定居瓣膜表面的重要因素。无菌性赘生物最常见于湍流区域、瘢痕处（如感染性心内膜炎后）和心脏外因素所致内膜受损。正常瓣膜可偶见。

（3）短暂性菌血症感染无菌性赘生物。各种感染或细菌寄居的皮肤黏膜的创伤（如手术、器械操作等）导致暂时性菌血症。皮肤和心脏外其他部位葡萄球菌感染的菌血症；口腔创伤常致草绿色链球菌菌血症；消化道和泌尿生殖道创伤或感染常引起肠球菌和革兰阴性杆菌菌血症，循环中的细菌如定居在无菌性赘生物上。细菌定居后，迅速繁殖，促使血小板进一步聚集和纤维蛋白沉积，感染性赘生物增大。纤维蛋白层覆盖在赘生物外，阻止吞噬细胞进入，为细菌生存繁殖提供良好的庇护所，即发生感染性心内膜炎。

细菌感染无菌性赘生物需要几个因素：①发生菌血症的频度。②循环中细菌的数量，这与感染程度和局部寄居细菌的数量有关。③细菌黏附于无菌性赘生物的能力。草绿色链球菌从口腔进入血流的机会频繁，黏附性强，因而成为亚急性感染性心内膜炎最常见致病菌；虽然大肠埃希菌的菌血症常见，但黏附性差，极少引起心内膜炎。

二、临床表现

从短暂性菌血症的发生至症状出现之间的时间多在两周以内，但有不少患者无明确的细菌进入途径可寻。

（一）症状

1. 发热

发热是感染性心内膜炎最常见的症状，除有些老年或心、肾衰竭重症患者外，几乎均有发热，常伴有头痛、背痛和肌肉关节痛的症状。亚急性感染性心内膜炎起病隐匿，可伴有全身不适、乏力、食欲缺乏和体重减轻等症状，可有弛张性低热，一般＜39℃，午后和晚上高。急性感染性心内膜炎常有急性化脓性感染，呈暴发性败血症过程，有高热、寒战。常可突发心力衰竭。

2. 非特异性症状

（1）脾大。有15%～50%，病程＞6周的患者可出现。急性感染性心内膜炎少见。

（2）贫血。贫血较为常见，尤其多见于亚急性感染性心内膜炎，伴有苍白无力和多汗。多为轻、中度贫血，晚期患者有重度贫血。主要由于感染骨髓抑制所致。

（3）杵状指（趾）。部分患者可见。

3. 动脉栓塞

多发生于病程后期，但也有少部分患者为首发症状。赘生物引起动脉栓塞可发生在机体的任何部位，如脑、心脏、脾、肾、肠系膜及四肢。脑栓塞的发生率最高。在有左向右分流的先天性心血管病或右心内膜炎时，肺循环栓塞常见。如三尖瓣赘生物脱落引起肺栓塞，表现为突然咳嗽、呼吸困难、咯血或胸痛等症状。肺栓塞还可发展为肺坏死、空洞，甚至脓气胸。

（二）体证

1. 心脏杂音

80%～85% 的患者可闻心脏杂音，是基础心脏病和（或）心内膜炎导致瓣膜损害所致。

2. 周围体征

可能是微血管炎或微栓塞所致，多为非特异性，包括：①痕点，多见病程长者，可出现于任何部位，以锁骨、皮肤、口腔黏膜和睑结膜常见。②指、趾甲下线状出血。③ Roth 斑，多见于亚急性感染性心内膜炎，表现为视网膜的卵圆形出血斑，其中心呈白色。④结节，为指和趾垫出现豌豆大的红或紫色痛性结节，较常见于亚急性感染性心内膜炎。⑤ Janeway 损害，是手掌和足底处直径 1～4mm，无痛性出血红斑，主要见于急性感染性心内膜炎。

（三）并发症

1. 心脏

（1）心力衰竭。这是最常见的并发症，主要由瓣膜关闭不全所致，以主动脉瓣受损患者最多见。其次为二尖瓣受损的患者，三尖瓣受损的患者也可发生。各种原因的瓣膜穿孔或腱索断裂导致急性瓣膜关闭不全时，均可诱发急性左心衰竭。

（2）心肌脓肿。常见于急性感染性心内膜炎病人，可发生于心脏任何部位，以瓣膜周围特别在主动脉瓣环多见，可导致房室和室内传导阻滞。可偶见心肌脓肿穿破。

（3）急性心肌梗死。多见于主动脉瓣感染时，出现冠状动脉细菌性动脉瘤，引起冠状动脉栓塞，发生急性心肌梗死。

（4）化脓性心包炎。主要发生于急性感染性心内膜炎患者，但不多见。

2. 细菌性动脉瘤

多见于亚急性感染性心内膜炎患者，发生率为 3%～5%。一般见于病程晚期，多无自觉症状。受累动脉多为近端主动脉及主动脉窦、脑、内脏和四肢，可扪及的搏动性肿块，发生周围血管时易诊断。如果发生在脑、肠系膜动脉或其他深部组织的动脉时，常在动脉瘤出血时才可确诊。

3. 迁移性脓肿

多见于急性感染性心内膜炎患者，亚急性感染性心内膜炎患者少见，多发生在肝、脾、骨髓和神经系统。

4. 神经系统

神经系统受累表现，约有 1/3 患者发生。

（1）脑栓塞。占其中 1/2。最常受累的是大脑中动脉及其分支。

（2）脑细菌性动脉瘤。除非破裂出血，多无症状。

（3）脑出血。由脑栓塞或细菌性动脉瘤破裂所致。

（4）中毒性脑病。可有脑膜刺激征。

（5）化脓性脑膜炎。不常见，主要见于急性感染性心内膜炎患者，尤其是金黄色葡萄球菌性心内膜炎。

5. 肾

大多数患者有肾损害：（1）肾动脉栓塞和肾梗死，多见于急性感染性心内膜炎患者。（2）局灶性或弥漫性肾小球肾炎，常见于亚急性感染性心内膜炎患者。（3）肾脓肿，但少见。

三、实验室检查

（一）常规项目

1. 尿常规

显微镜下常有血尿和轻度蛋白尿。肉眼血尿提示肾梗死。红细胞管型和大量蛋白尿提示弥漫性肾小球性肾炎。

2. 血常规

白细胞计数正常或轻度升高，分类计数轻度左移。可有"耳垂组织细胞"现象，即揉耳垂后穿刺的第一滴血液涂片时可见大单核细胞，是单核－吞噬细胞系统过度受刺激的表现。急性感染性心内膜炎常有血白细胞计数增高，并有核左移。红细胞沉降率升高。亚急性感染性心内膜炎患者常见正常色素型正常细胞性贫血。

（二）免疫学检查

80% 的患者血清出现免疫复合物，25% 的患者有高丙种球蛋白血症。亚急性感染性心内膜炎在病程 6 周以上的患者中有 50% 类风湿因子阳性。当并发弥漫性肾小球肾炎的患者，血清补体可降低。免疫学异常表现在感染治愈后可消失。

（三）血培养

血培养是诊断菌血症和感染性心内膜炎的最有价值重要方法。近期未接受过抗生素治疗的病人血培养阳性率可高达 95% 以上。血培养的阳性率降低，常由于两周内用过抗生素或采血、培养技术不当所致。

（四）X 线检查

肺部多处小片状浸润阴影，提示脓毒性肺栓塞所致的肺炎。左心衰竭时可有肺淤血或肺水肿征。主动脉增宽是主动脉细菌性动脉瘤所致。

细菌性动脉瘤有时需经血管造影协助诊断。

CT 扫描有助于脑梗死、脓肿和出血的诊断。

（五）心电图

心肌梗死心电图表现可见于急性感染性心内膜炎患者。主动脉瓣环或室间隔脓肿的患者可出现房室、室内传导阻滞的情况。

（六）超声心动图

超声心动图发现赘生物、瓣周并发症等支持心内膜炎的证据，对明确感染性心内膜炎诊断有重要价值。经食管超声（TTE）可以检出 < 5mm 的赘生物，敏感性高达 95% 以上。

四、治疗原则

（一）抗微生物药物治疗

抗微生物药物治疗是治疗本病最重要的措施。用药原则为：①早期应用。②充分用药，选用灭菌性抗微生物药物，大剂量和长疗程。③静脉用药为主，保持稳定、高的血药浓度。④病原微生物不明时，急性感染性心内膜炎应选用针对金黄色葡萄球菌、链球菌和革兰阴性杆菌均有效的广谱抗生素，亚急性感染性心内膜炎应用针对链球菌、肠球菌的抗生素。⑤培养出病原微生物时，应根据致病菌对药物的敏感程度选择抗微生物药物。

1. 经验治疗

病原菌尚未培养出时，对急性感染性心内膜炎患者，采用萘夫西林、氨苄西林和庆大霉素，静脉注射或滴注。亚急性感染性心内膜炎患者，按常见的致病菌链球菌的用药方案，以青霉素为主或加庆大霉素静脉滴注。

2. 已知致病微生物时的治疗

（1）青霉素敏感的细菌治疗。至少用药 4 周。对青霉素敏感的细菌如草绿色链球菌、牛链球菌、肺炎球菌等。①首选大剂量青霉素分次静脉滴注。②青霉素加庆大霉素静脉滴注或肌注。③青霉素过敏时可选择头孢曲松或万古霉素静脉滴注。

（2）青霉素耐药的链球菌治疗。①青霉素加庆大霉素，青霉素应用4周，庆大霉素应用2周。②万古霉素剂量根据病情程度而定，疗程4周。

（3）肠球菌心内膜炎治疗。①大剂量青霉素加庆大霉素静脉滴注。②氨苄西林加庆大霉素，用药4～6周，治疗过程中酌减或撤除庆大霉素，防其不良反应。③治疗效果不佳或不能耐受者可改用万古霉素，静脉滴注，疗程4～6周。

（4）对金黄色葡萄球菌和表皮葡萄球菌的治疗。①萘夫西林或苯唑西林，静脉滴注，用药4～6周，治疗开始3～5d加用庆大霉素。②青霉素过敏或无效患者，可用头孢唑林，静脉滴注，用药4～6周，治疗开始3～5d，加用庆大霉素。③如青霉素和头孢菌素无效时，可用万古霉素4～6周。

（5）耐药的金黄色葡萄球菌和表皮葡萄球菌治疗。应用万古霉素治疗4周。

（6）对其他细菌治疗。用青霉素、头孢菌素或万古霉素，加或不加氨基糖苷类，疗程4～6周。革兰阴性杆菌感染，可用氨苄西林、哌拉西林、头孢噻肟或头孢拉定，静脉滴注。加庆大霉素，静脉滴注。环丙沙星，静脉滴注也可以。

（7）真菌感染治疗。用两性霉素B，静脉滴注。首日1mg，之后每日递增3～5mg，总量3～5g。在用药过程中，应注意两性霉素的不良反应。完成两性霉素疗程后，可口服氟胞嘧啶，用药需数月。

（二）外科治疗

有严重心脏并发症或抗生素治疗无效的患者，应考虑手术治疗。

五、护理措施

（一）一般护理

要保持室内环境清洁整齐，定时开窗通风，保持空气新鲜。注意防寒保暖，保持口腔、皮肤清洁，预防呼吸道、皮肤感染。

（二）饮食护理

给予高热量、高蛋白、高维生素、易消化的半流食或软食，注意补充蔬菜、水果，变换膳食花样和口味，促进食欲，补充高热引起的机体消耗。

（三）发热护理

观察体温和皮肤黏膜，每4～6h测量1次，并准确记录，以判断病情进展和治疗效果。观察患者皮肤情况，检查有无指、趾甲下线状出血、指和趾垫出现豌豆大的红或紫色痛性结节、手掌和足底无痛性出血红斑等周围体征。

高热患者应卧床休息，给予物理降温如温水擦浴、冰袋等，及时记录降温后体温变化。及时更换被汗浸湿的床单、被套，为避免患者因大汗频繁更换衣服而受凉，可在患者出汗多的时候，在衣服与皮肤之间衬以柔软的毛巾，便于及时更换，增加舒适感。

患者高热、大汗要及时补充水分，必要时注意补充电解质，记录出入量，保证水及电解质的平衡。注意口腔护理，防止感染，增加食欲。

（四）正确采集血标本

正确留取合格的血培养标本，对于本病的诊断、治疗十分重要，而采血方法、培养技术及应用抗生素的时间，都可影响血培养阳性率。告诉患者暂时停用抗生素和反复多次抽取血的必要性，以取得患者的理解和配合。留取血培养标本方法如下：

对于未开始治疗的亚急性感染性心内膜炎病人应在第 1 天每间隔 1h 采血 1 次，共 3 次。如次日未见细菌生长，重复采血 3 次后，开始抗生素治疗。

已用过抗生素患者，应停药 2～7d 后采血。急性感染心内膜炎患者应在入院后 3h 内，每隔 1h 1 次共取 3 个血标本后开始治疗。

每次取静脉血 10～20mL，做需氧和厌氧培养，至少应培养 3 周，并周期性做革兰染色涂片和次代培养。必要时培养基需补充特殊营养或采用特殊培养技术。

（五）病情观察

严密观察体温及生命体征的变化；观察心脏杂音的部位、强度、性质有无变化，如有新杂音出现、杂音性质的改变往往与赘生物导致瓣叶破损、穿孔或腱索断裂有关；注意观察脏器动脉栓塞有关症状，当患者发生可疑征象，尽早报告医生及时处理。

（六）用药护理

遵医嘱给予抗生素治疗，告诉患者病原菌隐藏在赘生物内和内皮下，需要坚持大剂量、全疗程、时间长的抗生素治疗才能杀灭，要严格按时间、剂量准确地用药，以确保维持有效的血药浓度。注意保护患者静脉血管，有计划地使用，以保证完成长时间的治疗。在用药过程中要注意观察用药效果和可能出现的不良反应，如有发生及时报告医生，调整抗生素应用方案。

（七）健康教育

1. 提高患者依从性

帮助患者及家属认识本病的病因、发病机制，坚持足够疗程的治疗意义。

2. 就诊注意事项

告诉患者在就诊时应向医生讲明本人有心内膜炎病史，在实施口腔内手术如拔牙、扁桃体摘除、上呼吸道手术或操作及生殖、泌尿、消化道侵入性检查或其他外科手术前，应预防性使用抗生素。

3. 预防感染

嘱咐患者平时要注意防寒、保暖，保持口腔及皮肤清洁，不要挤压痤疮、疖、痈等感染病灶，减少病原菌侵入机会。

4. 病情观察

帮助患者掌握病情自我观察方法，如自测体温、观察体温变化、观察有无栓塞表现等，定期到医院检查，有病情变化及时就诊。

5. 家属支持

教育患者家属要在长时间疾病诊治过程中，注意给患者生活照顾，心理支持，鼓励协助患者积极治疗。

参考文献

［1］于艳辉.86例纤维支气管镜下肺泡灌洗的护理体会.医学信息杂志，2014，27（10）：111-112.

［2］夏泉源.临床护理.北京：人民卫生出版社，2009.

［3］丰桂云，蒋连霞，陈凤英.现代临床护理.长春：吉林科学技术出版社，2007.

［4］席淑华.急危重症护理查房.上海：上海科学技术出版社，2010.

［5］曹伟新，李乐之.外科护理学.4版.北京：人民卫生出版社，2006.

［6］黄艺仪，现代急诊急救护理学.北京：人民军医出版社，2008.

［7］段杰，王庆珍，金颖.神经外科护理.北京：科学技术文献出版社，2001.

［8］刘凤艳.急诊护理指南.兰州：甘肃科学技术出版社，2010.

［9］蒋红，高秋韵.临床护理常规.上海：复旦大学出版社，2010.

［10］许方蕾，陈淑英，吴敏.新编急救护理学.上海：复旦大学出版社，2011.

［11］田素斋，谭淑卓，张秀金.急危重症护理关键.南京：江苏科学技术出版社，2011.

［12］李惠芬.重症中暑患者的预后因素分析与护理对策.南京医科大学学报，2005.

［13］刘凤艳.急诊护理指南.兰州：甘肃科学技术出版社，2010.

［14］王答华.手外伤带蒂皮瓣转移术的护理.中国交通医学杂志，2005，19（4）：419.

［15］王亦璁.骨与关节损伤.3版.北京：人民卫生出版社，2009.

［16］王爱根，林艳芳.游离皮瓣移植术的术后护理356例.中国实用护理杂志，2009.

［17］宁宁.骨科康复护理学.北京：人民军医出版社，2005.

［18］吕青，王爱兰，丁自海.现代创伤显微外科护理学.1版.北京：人民军医出版社，2008.

［19］吕学正.外科护理学.杭州：浙江大学出版社，2009.

［20］吴素红.临床眼科护理学，北京：人民卫生出版社，2008.

［21］卢爱工，雍林晓.眼耳鼻咽喉口腔科护理学，西安：第四军医大学出版社，2010.

［22］席淑新.耳鼻咽喉科护士手册.北京：人民卫生出版社，2009.

［23］杨莘.神经疾病护理.北京：人民卫生出版社，2005.

［24］唐维新．实用临床护理三基理论篇．南京：东南大学出版社，2010.

［25］屠丽君．护理管理与护理规范．南京：河海大学出版社，2010.

［26］章正福．内科护理．南京：东南大学出版社，2009.

［27］蔡晋，江景芝．内科护理．北京：科学出版社，2008.

［28］［法］德卢克（Dulucq，J.L）．腹腔镜手术技术与技巧．吴硕东，译．北京：人民卫生出版社，2006.

［29］黎介寿，吴孟超，黄志强．普通外科手术学．北京：人民军医出版社，2009.

［30］罗光楠．妇科腹腔镜手术学图谱．北京：人民军医出版社，2005.

［31］宓桂萍，陈霞，尹德霞．鼻内窥镜手术护理总结．实用中医学杂志，2005.

［32］黄选兆等，实用耳鼻喉头颈外科学．2版．北京：人民卫生出版社，2007.

［33］罗光楠．妇科腹腔镜手术学图谱．北京：人民军医出版社，2005.